ANHELO EN PLENITUD

HISTORIAS DE ADOPCIÓN

MARGARITA MARTÍNEZ MEZA

CONTENTS

DEDICATORIA

Primeramente, a nuestro Padre Dios, que en su bondad infinita ha permitido que este anhelo sea una realidad. Él que nos equipa diariamente con su gracia en nuestra ardua tarea de ser padres e inspiración para nuestros hijos.

A los padres con hijos por la vía de la adopción que han sido una verdadera fuente de inspiración, a los matrimonios que han dicho sí a la vida y anhelan tener una familia con hijos, a los familiares de los futuros padres que podrán empatizar sobre el proceso que viven o han vivido las familias unidas por la adopción.

También a toda esa red de apoyo que ha estado en contacto con la adopción y que llegan a ser parte de la alegría de nuestras familias: padres, hermanos, amigos, sacerdotes, profesores, psicólogos y un muy sólido y bien cernido etcétera.

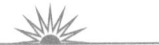

AGRADECIMIENTO

A mi querido esposo que con su apoyo y entusiasmo ha facilitado en todos los aspectos el desarrollo de este libro.

A nuestros hijos Manuel y Marita, por ser la razón de ser de este libro y el motor de nuestra existencia.

A nuestros padres, nuestra primera y mejor referencia a la paternidad.

A mi hermana María Elena, por su apoyo como editora, por ayudarme a convertir este proyecto en un libro.

PRÓLOGO

¡Qué honor!, ¡Qué alegría! Ver plasmada la vivencia de la adopción de la familia de Margarita y Juan Manuel, donde los valores esenciales que viven en su matrimonio son el amor, la vida, la constancia, la lucha, la perseverancia y la alegría de la presencia de Dios.

En el libro, veo en 3 diferentes familias la entereza de muchos otros matrimonios que viven el drama de la infertilidad; donde al inicio de su realidad, reciben la noticia con sorpresa, con tristeza, pero con una profunda aceptación y esperanza. Veo a 3 Familias que no claudicaron en su anhelo de ser padres. Que decidieron formar familia apoyados en la adopción, aceptando esta realidad como un regalo de Dios, como el plan perfecto que Dios eligió para ellos, reconociendo que el tiempo de Dios es el correcto y que Él tiene siempre una respuesta para nuestras peticiones.

Agradezco infinitamente a Margarita la invitación a escribir el prólogo de este gran libro: lleno de valores, de magia, y de experiencias, el cual será luz para los matrimonios que no se han decidido a adoptar, así como también para los que ya han adoptado.

La decisión de adoptar completa la necesidad innata que los niños tienen de tener un papá y una mamá, de un hermano, de una abuela y un abuelo y que, de otra forma, podrían no tener.

Margarita y Juan Manuel llegaron a VIFAC un día inolvidable, acompañados de su primer hijo por adopción de 4 años de edad, ya que en su interior había espacio para amar más, sabiendo que este amor podría multiplicarse, y olvidando su situación de infertilidad. Dándose cuenta de que hay otro medio igualmente valioso de formar una familia y realizar el anhelo de ser padres. Llegaron a VIFAC por coincidir, en su misión.

VIFAC es una Asociación cuya misión es ayudar a la mujer embarazada a terminar su embarazo, a que crezcan espiritual, intelectual y socialmente y así mismo, apoyarlas para que tomen decisiones responsables en torno a su vida futura. Para nosotros es preferible que la vivan junto con su hijo. De cada 10 mujeres que se acogen a VIFAC, una decide libremente dar a su hijo en adopción en una forma legal y transparente. VIFAC asegura, capacita y selecciona al matrimonio que lo adoptará.

Los futuros padres de familia, mientras realizan sus trámites para adoptar y cumplir con el proceso de Idoneidad, toman cursos de formación para ser mejor pareja y mejores padres, fortaleciendo también amistades con parejas con los mismos intereses, creándose también un vínculo muy fuerte entre ellos y con VIFAC

VIFAC, en 1985 logró el cambio de la ley de adopción simple en adopción plena, logrando asegurar las garantías de la misma adopción, tanto para los padres como para el niño. Esta reforma está ya Vigente en toda la República Mexicana.

María Guadalupe Mariscal de Vilchis (Marilú).

INTRODUCCIÓN

Cuando, Juan Manuel, mi esposo y yo nos comprometimos fue porque nos amábamos y en este amor deseábamos tener hijos. Recuerdo que después de 2 años de noviazgo le pregunté: ¿te quieres casar conmigo? Quiero estar segura porque yo ya estoy cerca de los 30 y ¡yo quiero tener hijos!, le dije. Claro, al pobre lo tomé por sorpresa y le gané la oportunidad de ser él el que me pidiera matrimonio; para mí era sumamente importante estar clara ya que habíamos platicado mucho de lo que queríamos como pareja, pero no me había expresado con claridad este aspecto fundamental.

Así es en el matrimonio, muchas de las cosas las damos por sentado, pero si no damos los pasos necesarios no podremos alcanzar lo que es verdaderamente importante; no obstante, existen muchas cosas que no podemos prever, hay noticias que no teníamos contempladas y que cambian el camino que podíamos tener grabado en nuestra mente como es la infertilidad biológica, que no determina el destino de las familias y que no es el punto final en nuestro anhelo de ser padres.

La duda y la incertidumbre son dos grandes limitantes a la hora de emprender un gran proyecto en la vida, son dos grandes obstáculos que nos asaltan constantemente aun en las acciones más insignificantes, sin embargo, hemos aprendido a vivir con estos eternos acompañantes, permitiéndoles en las decisiones más importantes nublar nuestra mente y aun así hemos logrado realizar grandes empresas, aunque los grandes miedos no hayan desaparecido del todo.

¿Por qué entonces para algunas cosas somos más osados que para otras? ¿Por qué entonces hay situaciones que nos paralizan? Hablando del plano personal, familiar y lo que más se puede ubicar en el terreno de la felicidad y de la búsqueda de alcanzar los anhelos más profundos, la tendencia es aplazar las acciones que nos permitan conseguir estos sueños, esto a la larga produce el efecto contrario: una gran frustración y a largo plazo el encuentro con el fracaso.

¿Qué mayor proyecto puede existir que tu familia, qué mayor proyecto que estar abierto a la vida? Por qué algunas familias deciden conformarse con el diagnóstico y no explorar las otras posibilidades que están ahí esperando para ellas.

En este libro quiero hablarles desde el corazón de manera sencilla y abierta de esta otra gran posibilidad poco explorada de la adopción, de este gran regalo que no es otra cosa que la manifestación de Dios en nuestras vidas para decirnos que el camino para la consecución de nuestro anhelo simplemente es diferente, porque el amor que nos une y el lazo que nos congrega es inquebrantable.

Les hablaré de las diferentes problemáticas por las que tiene que pasar una pareja en su anhelo de tener una familia con hijos y de esos miedos paralizantes que pueden ser un verdadero inhibidor de la felicidad. En este libro además incluyo algunas historias de adopción en las cuales sus protagonistas nos detallarán aspectos fundamentales en la construcción de su sueño de ser padres y cómo lograron sortear las dudas y obstáculos que aparecieron en su camino.

Con esta obra también pretendo apelar a la conciencia de los responsables que dictan las normas y procedimientos de nuestro sistema jurídico que, a veces, se endurece de manera injustificada, resultando un camino muy difícil tanto para los niños en espera de una familia, como para los que podrían llegar a ser sus futuras familias.

Este libro está dirigido muy especialmente a las familias que están en la etapa de discernir en torno a la adopción, pero también a las familias que están ya viviendo un proceso de adopción o bien que estén disfrutando de esta dicha y que probablemente todavía estén llenos de dudas y temores.

Espero querido lector que este proyecto logre contestar algunas de las dudas que puedas tener en relación con la adopción, por encima de eso espero que logres acrecentar en ti el anhelo por concretar tus deseos más profundos cualquiera que estos sean y además que puedas ayudar a las parejas que aún no han explorado esta posibilidad siendo un promotor de esta hermosa aventura que es la adopción.

ANTES DE LA ADOPCIÓN

L a adopción es una realidad poco entendida y escasamente analizada por las parejas, lo mismo antes que ahora.

Saliendo un poco de la norma, mi esposo y yo durante nuestro tiempo de noviazgo hablamos de este tema, así como de muchos otros temas importantes acerca del tipo de matrimonio que deseábamos formar, es raro, porque no es común que una pareja de novios aborde temas profundos o aparentemente escabrosos habiendo muchas cosas "mejores" que hacer.

Mucho a nuestro favor, siendo dos personas adultas y maduras, quisimos saber qué es lo que esperábamos uno del otro y tomar las mejores decisiones para nuestro futuro juntos.

Recuerdo que nos gustaba poner escenarios variados y ver qué es lo que respondería el otro y qué tanto conciliábamos en las respuestas; más raro nos parecía que en la gran mayoría de ellas llegábamos a coincidir en nuestra manera de pensar; claro, siempre existían diferencias menores, como todas las parejas enamoradas teníamos desacuerdos que podríamos llegar a resolver como matrimonio ya en la práctica.

Pasábamos largos ratos imaginando los nombres que daríamos a nuestros hijos, el número de integrantes de nuestra familia. Teníamos un gran anhelo en nuestro corazón.

Tuvimos la gracia de pertenecer ambos a una Comunidad Católica de Alianza en la que existe un sólido programa de novios donde alientan a las parejas jóvenes a conocerse y no pasar por alto temas importantes. Contábamos con un acompañamiento y sabiduría práctica constante.

Además de esta gran ayuda buscábamos la sabiduría de Dios para nuestras vidas y estar informados. Tuvimos también la gracia de participar antes de nuestro compromiso de un retiro de novios (Encuentro de Novios) enfocado precisamente para provocar el diálogo y ayudar a las parejas a conocerse más profundamente, que de igual manera nos sirvió muchísimo.

Damos gracias a Dios por todos estos medios que Él fue disponiendo para adentrarnos en este y otros temas fundamentales.

De estas pláticas y elucubraciones la adopción claramente era una posibilidad para nosotros. ¡Fácil imaginarlo, realizarlo es otro asunto! Porque como muchas parejas en el fondo no teníamos motivos claros que nos hicieran pensar en esta posibilidad. Sin embargo, estábamos ciertos que si por alguna razón no pudiésemos tener hijos biológicos los tendríamos por la vía de la adopción. Tener esta claridad en un tema tan importante ya era todo un alivio. Nuestra gran conclusión representaba para ambos tener la seguridad que deseábamos formar una familia con hijos.

El tener hijos ha significado para nosotros una gran alegría; el que hayan llegado por la vía de la adopción ha sido un regalo de Dios para nuestras vidas, nos ha permitido transitar por este camino de la paternidad con fuerzas renovadas, con una convicción profunda, provistos de armas más firmes para participar en la tarea que se nos ha confiado y con gran amor como pareja, sólidos en las bases de la comprensión, confianza y apoyo mutuo.

LO ESENCIAL EN LA ADOPCIÓN

E l término adopción tiene grandes acepciones, quiero centrarme en lo que la Real Academia de la Lengua define como el acto de adoptar:

"Tomar legalmente en condición de hijo al que no lo es biológicamente".

Complementando esta definición podemos decir que la adopción es el acto jurídico mediante el cual una persona o matrimonio toma por hijo a una persona que biológicamente no lo es. Esto quiere decir que la adopción hace referencia a los individuos que cumplen con los requisitos establecidos en la ley para tomar como hijo a otro individuo para así desempeñar legalmente las obligaciones que debe tener un padre para con su hijo.

El acto jurídico de la adopción establece un vínculo legal-parental entre un niño o joven y sus padres, lo cual hace que nazca un lazo entre ellos, aunque estos no tengan la misma sangre. Este vínculo, lazo o comunión es legal para salvaguardar el bien superior del menor, pero obviamente debe ser mucho más que un acto legal, un acto de convicción profunda más allá de la simple satisfacción de un deseo egoísta.

Este acto jurídico nace primeramente de un deseo, más tarde de un discernimiento personal o de pareja que permite a esas personas o persona lograr llevar a feliz término este vínculo. Este discernimiento personal o de pareja va acompañado de una serie de trámites administrativos que desde el enfoque legal llevan a constatar la idoneidad de la persona o personas para ser padres.

Este sería el camino responsable en la consecución de este anhelo, sin embargo, a veces no es así, por lo cual es necesario reflexionar profundamente los porqués de la adopción para que este vínculo sea maduro, fuerte e inquebrantable; para que esta condición de hijo sea palpable y verdaderamente plena.

La pareja o persona que desea adoptar debe primeramente cuestionarse porqué desea adoptar. Hacer un verdadero acto de honestidad.

Diferentes tipos de adopción

Existen diferentes tipos de adopción que por las necesidades propias de la sociedad se han ido incorporando en los años más recientes, muchos de ellos atribuibles a los cambios en los estilos de vida y otros muchos factores sociales que han traído consigo la introducción de mecanismos de comprensión humana en el tema de la familia, la adopción y el cuidado de la infancia.

La adopción nacional es la adopción más común en nuestro país, nace de la responsabilidad del Estado por dotar a cada uno de los ciudadanos de derechos y responsabilidades básicas de las que se rescata, en el caso de los derechos de los niños, el derecho a tener una familia. El Estado le confiere la tutela de estos menores a adoptantes nacionales de forma simple o plena, sean estos solteros o casados de acuerdo con las leyes de adopción vigentes; en el caso de México se ha legislado de manera diversa en cada entidad federativa que conforma el país. (Contreras, 2013)

Aquí es necesario hacer una distinción entre la adopción plena y la adopción simple que confiere el Estado:

Adopción simple. Es aquella que reconoce al menor como hijo legítimo del adoptante y en la que la relación de parentesco sólo se establece entre el adoptante y el adoptado; esto es, el menor adoptado no tiene ningún vínculo con los parientes de la persona o personas que lo adoptan. (Pérez Contreras, 2004) (Villalta, 2008)

Adopción plena. Está dirigida a hacer más vinculantes los efectos de la adopción. Se caracteriza por cancelar el parentesco de origen del menor. Se crea un vínculo que no sólo une al adoptado con el adoptante, sino que también lo une con los parientes de este último, asimilándolo a un hijo consanguíneo del adoptante. (Pérez Contreras, 2004) (Villalta, 2008)

Adopción Internacional. Es el tipo de adopción en la cual se presenta una solicitud por adoptantes cuya ciudadanía es distinta a la del adoptado y su residencia habitual es en su país de origen. Este tipo de adopción se regirá por las leyes internacionales vigentes. Los trámites deberán realizarse en acuerdo a las legislaciones correspondientes donde el Estado de origen y de residencia habitual del menor podrá aplicar a los solicitantes su legislación en la materia. (Pérez Contreras, 2004) (Villalta, 2008)

La adopción privada es cuando una pareja o una persona solicita la adopción, pero de manera directa a través de un juez, sin pasar por los trámites inherentes a las Instituciones públicas o privadas encargadas de estas gestiones, ni con los tiempos y requisitos que se prevén en estos organismos. Los padres o personas que desean adoptar trazan acuerdos para la adopción con la persona o personas que desea dar en adopción a su hijo o que ejerce la patria potestad del mismo. Esta adopción se realiza mediante un abogado que tramita los acuerdos entre las partes. En nuestro país es una práctica que no está regulada en todas las entidades federativas y en otras no está permitida. Podría parecer una forma más sencilla, pero los riesgos para las partes son mayores, así como también el peligro de incurrir en el delito de trata de personas. Es importantísimo asesorarse correctamente antes de incurrir en un delito grave. (Contreras, 2013)

De este tipo de adopción se desprende:

La adopción abierta. En este tipo de adopción la comunicación entre las partes: padres adoptivos y biológicos permanece abierta, se conocen, intercambian información constantemente. El objetivo es que exista un vínculo entre ambas familias, abonando a la identidad histórica del hijo. (Contreras, 2013)

Adopción semi-abierta. Este tipo de adopción mantiene las identidades de ambas partes: padres biológicos y adoptivos en anonimato, pero se envían cartas y fotos entre ellos mediadas a través del propio abogado. (Contreras, 2013)

Adopción cerrada. En esta clase de adopción no existe comunicación entre padres biológicos y adoptivos. (Contreras, 2013)

¿POR QUÉ ADOPTAR?

Muchas veces nos preguntaron ¿para qué adoptar? "Si no llegaron los hijos es por algo", "no creo que sea necesario", "si se aman pueden hacer muchas cosas: dedíquense a ustedes, a viajar" y como estos mensajes muchos por este mismo estilo. Recuerdo con claridad lo que un familiar cercano me dijo: "¿para qué adoptas si ya tienes sobrinos y ahijados? ¡No te metas en ese proceso mejor disfruta!"

Todos estos comentarios poco sensibles en torno a la adopción ciertamente nos molestaban y entristecían, principalmente por tres cosas: porque habíamos decidido tener una familia con hijos, porque poco se conoce del tema y finalmente porque nos dimos cuenta de que existe un gran rechazo a todo lo que implique lucha y sacrificio.

Así que con mayor optimismo continuamos en este proceso ahora con mayores convicciones.

Otra de las cosas que nos alentaban era saber que no estábamos solos en esto, nuestras familias (padres y hermanos) nos apoyaron y alentaron para seguir con nuestro propósito, fueron muy sensibles en respetar nuestra decisión, nuestros tiempos y los detalles concernientes al proceso.

Algo que nos impactó es conocer que un buen porcentaje de parejas de amigos de nuestra edad estaban experimentando también problemas para poder concebir. Gracias a Dios muchos de ellos pudieron tener hijos.

Con el tiempo afirmamos más claramente que el tener hijos no es un accidente sino un don de Dios que hay que valorar en lo más profundo porque hay muchas familias que luchan diariamente para poder recibir al hijo que anhelan.

En mi experiencia puedo decir que hay muchas razones para adoptar, todas muy legítimas, pero todos estos motivos deben estar subordinados primeramente al bien superior del menor, que en todos los casos se encuentra en estado vulnerable.

Es sumamente importante lo anterior porque tristemente hoy día se trata a las personas como un objeto. La mentalidad hedonista y mercantilista de nuestros días se ha impregnado también en las relaciones humanas, y desde esta perspectiva se coloca el placer como fin, donde el "otro" es visto como un objeto que tiene valor en cuanto me proporcione lo que necesito.

De manera sutil, estas formas de pensar se han instalado en nuestra mentalidad moderna, por lo que es fácil pensar que la adopción es una forma de trofeo o un bien que viene a suplir una carencia o necesidad propia o de pareja cuando no es así. Esta mentalidad sólo nos genera relaciones enfermizas, que pueden desbordar en crueldad y desdicha.

Cabe aquí hacer mención que no es lo mismo acoger una mascota que adoptar a un ser humano, ¡Hasta pena me da escribirlo!, desgraciadamente a veces no se entiende la diferencia. Y más cuando se ha puesto de moda el término "adopción de mascotas" (sic). No se pueden equiparar estos dos actos, son dos cosas completamente distintas.

Un ser humano no se adopta para acogerlo se adopta para amarlo, para ejercer la paternidad en lo más sublime de este concepto, destacando ante todo el amor que este acto conlleva.

Una sociedad sana, requiere relaciones sanas. En el plano de la adopción esto es sumamente importante porque habrá situaciones que sobrellevar que sólo el amor puro y desinteresado podrá solventar. Pero no se trata solamente de amor porque, aunque "el amor todo lo cura", es cierto también, que como bien lo han señalado otras madres por la vía de la adopción, es necesario revestir este amor de fuerza, inteligencia, comprensión y generosidad. (Titos, Morales, González, Moya , & Castillo, 2015)

Debo entonces profundizar en este acto de amor sublime que es la adopción, no sin antes decir que este amor se da en dos vías, del quien lo da y de quien lo recibe, porque cuando es sincero y desinteresado fluye estableciendo una unidad que formará una verdadera familia.

¿DE QUÉ CLASE DE AMOR ESTAMOS HABLANDO?

Para saber qué clase de amor es ese que te permite abrazar al hijo que llega es necesario reconocer que traemos en colectivo una serie de percepciones erróneas sobre la familia, la adopción, las relaciones humanas, el amor, etc.

Es urgente entender cada uno de estos conceptos que por cotidianos no nos tomamos el tiempo de profundizar en su significado y trascendencia.

En la adopción es trascendental hablar de amor verdadero, pasarlo a través del crisol, purificarlo del egoísmo, orgullo, tristeza, enojo, soberbia, etc. Porque todo eso enturbia nuestras relaciones y las debilita.

El único vínculo inquebrantable entre los miembros de toda familia es el amor. En la adopción se trata de formar y fortalecer este vínculo maravilloso.

El amor manifestado en las familias es la fuerza que nos impulsa diariamente, que nos hace crecer y que nos lleva a perfeccionarnos. La capacidad de amar es el acto más sublime de la libertad, es un acto del corazón, de la voluntad y del intelecto. Estas razones nos acreditan como sujetos capaces para vivir la adopción, porque no se trata de personas superdotadas, sino de personas que desde la voluntad viven el amor en familia.

En la adopción tomamos la decisión de amar y esta decisión se va fortaleciendo y renovando cada día en todos los miembros de la familia, pese a las vicisitudes que puedan aparecer en el camino. Entenderlo de esta manera nos permitirá crecer en nuestra capacidad de amar, nos dará las armas para amar como se debe y nos permitirá amar como se espera de nosotros.

En términos cristianos el amor es germen de la creación, el hombre fue creado por amor y para el amor. La Biblia en la primera carta de San Pablo a los Corintios nos enseña acerca del amor:

"Aunque hablara todas las lenguas de los hombres y de los ángeles, si me falta el amor sería como bronce que resuena o campana que retiñe. Aunque tuviera el don de profecía y descubriera todos los misterios, -el saber más elevado-, aunque tuviera tanta fe como para trasladar montes, si me falta el amor nada soy. Aunque repartiera todo lo que poseo e incluso sacrificara mi cuerpo, pero para recibir alabanzas y sin tener el amor, de nada me sirve. El amor es paciente y muestra comprensión. El amor no tiene celos, no aparenta ni se infla. No actúa con bajeza ni busca su propio interés, no se deja llevar por la ira y olvida lo malo. No se alegra de lo injusto, sino que se goza en la verdad. Perdura a pesar de todo, lo cree todo, lo espera todo y lo soporta todo. El amor nunca pasará. "

Lo anterior es cierto para todos, y en la adopción es así también, el amor nunca pasará.

El nuestro no es un salto al vacío, las familias con miembros que llegaron por la vía de la adopción viven con naturalidad esta misma clase de amor, este amor debe de expresarse diariamente en los padres, sembrar esta semilla en los hijos y dejar que fructifique.

El amor en la adopción

¿Cómo debe ser el amor en la adopción? No debiéramos verlo diferente, es la misma clase de amor que se vive en familia, este debe estar provisto de ciertos elementos indispensables, y en aquellas parejas que desean adoptar deben ser muy evidentes desde la espera del hijo que viene. Tras la llegada del hijo en la vivencia familiar diaria se profundizan y experimentan plenamente.

Dicho lo anterior, debo decir que el amor no puede estar solo, debe estar revestido de fuerza, inteligencia, generosidad; debe ser en todos los sentidos un amor resiliente, capaz de resistir la fragilidad de los sentimientos y la dureza de la realidad humana, aunado a momentos de la fría incertidumbre.

La adopción es para corazones que quieran ser templados y que puedan ser confrontados. En la adopción como en la vida se presentan muchas batallas, pero indudablemente grandes victorias. (Titos, Morales, González, Moya , & Castillo, 2015)

Leí un artículo en Catholic.net de C. Morales Fuentes que se llama "¿Qué es el amor?" que explica muy detalladamente esta virtud, abajo colocaré la dirección electrónica para que puedas buscarlo, he rescatado algunas ideas del artículo adecuándolas al proceso de la adopción.

Elementos del amor

El amor en la adopción está hecho de la misma naturaleza que el amor humano, es el mismo amor que se vive en familia; partiendo de esta premisa quisiera simplemente a través de estos elementos ejemplificar un poco el sentido del amor en el proceso de adopción y en la vida misma de los que hemos experimentado esta bendición, y por consiguiente identificar estos elementos de manera más vivencial.

Sensibilidad

El amor nos hace más sensibles porque nos lleva a percatarnos de la persona que amamos, nos damos cuenta de sus alegrías, de sus tristezas, de sus necesidades; sabemos que aquel que amamos es otra persona diferente a mí mismo, que tiene sentimientos y pensamientos propios, que no todos éstos serán iguales a los míos y que me interesan. Esta capacidad del amor de ser sensible hace que en lo que concierne a los hijos el amor venza mi comodidad; nazca un anhelo por su vida. ("Aunque no te conozco aún, formas parte de mis sueños más profundos". "Deseo con mi alma tu existencia". "Doy gracias a Dios por haberte creado"). [1] (Fuentes, 2018)

Deseo de plenitud

Este sentimiento hace nacer desde dentro un deseo de bien hacia el otro, por su vida en plenitud, que logre alcanzar su perfección. Es un compromiso y también un anhelo.

Debemos pensar así del hijo que llega, anticipando un proyecto de perfeccionamiento mutuo, donde la familia es la clave para que el amor se multiplique y sea para todos alcanzable y fructífero. ("No sabrás todo lo que valemos hasta que podamos ser, junto a ti, todo lo que somos ", es decir, "te queremos por lo que eres y por lo que llegarás a ser"). (Fuentes, 2018).

Poniendo todos los medios para superar nuestras diferencias, sin intentar apagar lo que de diferente nos enriquece. Con la comprensión y la paciencia como herramientas fundamentales para que el hijo crezca en todos los aspectos.

Los hijos no son un trofeo, o la forma de demostrar a los demás lo bueno que somos, no son la credencial que evidencia nuestro crecimiento en virtud. ¡Nada de eso!, ¡Los hijos que llegan son nuestro sustento, son la bendita providencia de Dios que nos alcanza! Con ellos llega un enorme compromiso que debe ser medido, sopesado, acrisolado para estar a la medida de la responsabilidad que anhelamos, estando dispuestos a crecer interiormente para que nuestras miserias no afloren en el día complicado y puedan hijos y padres salir adelante en todo tiempo.

---

1   http://es.catholic.net/op/articulos/4064/cat/275/que-es-el-amor.html

Entrega

El poder alcanzar el anhelo de ser padre es deseo de entregarse, es el amor en plenitud que desea donarse haciendo lo posible por superar las propias carencias para dar al hijo lo mejor de nosotros mismos.

El egoísta es incapaz de amar. Por esta razón abrirse a recibir un hijo requiere madurez afectiva para de esta forma ampliar la capacidad de amar, de salir de sí mismo y sus propias apetencias para alcanzar tu plenitud. ("Cuando te deseamos se realizó un proceso intelectual de fuera hacia dentro de nosotros. Ahora que te anhelamos ese amor sale de dentro"). (Fuentes, 2018).

Correspondencia

Ahora bien, podríamos pensar: "No seremos egoístas porque deseamos en el hijo que llega ser amados en correspondencia". Deseamos su amor, anhelamos ser amados por él. Es fundamental en el amor que el que ama desee ser amado. El que ama merece la correspondencia del otro, porque generosamente se dona y porque al mismo tiempo, se vuelve necesitado del otro.

El amor desinteresado puede compaginarse con la necesidad de ser correspondido, porque buscamos la plenitud del otro, que desarrolle su capacidad de amar y, por lo tanto, su bien y su perfeccionamiento. Sólo se llega a la plenitud, cuando se da y se recibe amor en ambas direcciones. ("Donde no hay amor, siembra amor y cosecharás amor"). (Fuentes, 2018).

Unidad

La unidad con el ser querido es símbolo de amor genuino, este anhelo del hijo que se desea hace que la pareja se sienta incompleta, inicia un vínculo con el que ha de venir. Un deseo de bien inexplicable, de tal forma que esta ausencia nos afecta, "nos haces falta y al mismo tiempo deseamos tu bien, que puede ser no necesariamente con nosotros".

El amor une a la familia haciéndose complementaria, conservando cada miembro su propia identidad. Enriqueciéndose cada integrante de tal forma que las cualidades se multiplican y las carencias se debilitan. (Fuentes, 2018).

EL MATRIMONIO COMO ÚNICA OPCIÓN PARA LA ADOPCIÓN

P artimos de la importancia de la familia como célula vital de la sociedad. La familia es una comunidad de amor y el amor el hilo conductor y verdadera cohesión entre las familias. Esta virtud explica la unión y apoyo que existe entre las personas en la sociedad; explica en plenitud todo el ciclo familiar que inicia desde el noviazgo, que se hace realidad en el matrimonio y se fortalece en los hijos.

El vínculo que se forma en el matrimonio permite que los hijos crezcan de manera sana y equilibrada, porque la unidad de los esposos es el amparo, así como la argamasa que da sostén a toda su construcción. El amparo que se fundamenta en la unidad de los esposos en el hogar es la familia propiamente dicha de la cual los hijos obtienen todos los elementos para su sano desarrollo; elementos que les permitan ser personas completas en todos los ámbitos de su vida.

En este sentido, un matrimonio (hombre y mujer) por su capacidad reproductora y su complementariedad de aptitudes y comportamientos como pareja, tanto en sus características cognitivas, emotivas y perceptivas serán el lugar ideal para que un individuo se desarrolle en plenitud. Son estas parejas las que poseen las características naturales de la maternidad y paternidad como conjunto complementario capaz de educar a los hijos.

El padre tiene al hijo a título de haberse casado con una mujer, no sólo a título personal. La vinculación paterno y materno-filial mediante la adopción es una solución legal paliativa. Por ello, desde siempre la legislación restringió a casos muy particulares la adopción por parte de individuos solos, y todavía más si no existía un vínculo familiar previo. (Miró, 2005).

Si nos detenemos a pensar en el bien superior del niño entonces podemos ver con claridad que lo que las leyes deben de proveer para el niño es aquello que por derecho le corresponde: una familia encabezada por papá y mamá, que venga a otorgarle ese bien que le hace falta, que no tiene, pero no porque él lo haya elegido de esta forma sino por variadas circunstancias no atribuibles a él mismo. El derecho del niño a tener una familia es en sí mismo el derecho a tener una familia de las mismas características de la que perdió.

Matrimonio y familia

Ahora bien, esta visión puede ser cuestionada porque sabemos que no todas las familias compuestas por papá y mamá son ejemplares, eso es cierto. Por esta misma razón las instituciones que velan por la niñez deben poner todos sus esfuerzos para que la persona susceptible a la adopción sea provista de la familia que cumpla con requisitos mínimos e indispensables para realizar la función de paternidad y tutela que les será atribuida.

¿Cuáles son los atributos que debe de tener un matrimonio para llamarse familia? y específicamente en el sentido que nos interesa, ¿cómo debiera estar constituido un matrimonio para poder ser idóneo para la adopción y en términos generales para tener un hijo?

Primeramente, es necesario conocer un poco más acerca de los fines del matrimonio, recordar que para los cristianos es la célula principal, una institución creada para realizar el designio de amor de Nuestro Señor en la humanidad. Dios Creador es quien provee de la gracia que acompañará a los esposos en su tarea de ser padres. Él es quien los perfecciona y los hace crecer interiormente de cara a la prole.

El matrimonio para los bautizados es un sacramento, en él se manifiesta el modelo de amor de Cristo. En él, hombre y mujer se hacen uno en amor y servicio. (Cfr. Ef. 5, 25-32).

El Catecismo de la Iglesia Católica define al matrimonio como la alianza por la cual, el hombre y la mujer se unen libremente para toda la vida con el fin de ayudarse mutuamente, procrear y educar a los hijos. Esta unión (basada en el amor) que implica un consentimiento interior y exterior, estando bendecida por Dios, al ser sacramental hace que el vínculo conyugal sea para toda la vida. (Cfr. CIC no. 1055).

El vínculo matrimonial contraído en el sacramento supone gracias para los esposos, gracias que se forjan en la convivencia, gracias que se fortalecen en compañía de Cristo, presentándole a Él cada uno de nuestros proyectos, vicisitudes, obstáculos, alegrías, tristezas; en resumen, poniendo nuestra vida vivida en pareja bajo su Señorío.

Se recibe con el sacramento la gracia sacramental propia que permite a los esposos perfeccionar su amor y fortalecer su unidad indisoluble. Está gracia (fuente de Cristo) ayuda a vivir los fines del matrimonio, da la capacidad para que exista un amor sobrenatural y fecundo. Después de varios años de casados, la vida en común puede que se haga más difícil, hay que recurrir a esta gracia para recobrar fuerzas y salir adelante (Cfr. CIC. no. 1641)

Las cosas que nos han ayudado como matrimonio son primeramente la comunicación y la madurez para crear acuerdos duraderos y para cambiar cuando sea necesario. Para llegar a esto tuvimos que crecer en disposición para ayudarnos a llevar nuestras cargas, planear nuestros proyectos y no aferrarnos a nuestras propias ideas sino estar abiertos a la escucha; definitivamente hemos aprendido que esto se da con la ayuda de Dios, por eso es indispensable la oración y tener una vida sacramental sólida.

Hemos aprendido a aceptarnos uno al otro como somos. Los cambios no se dan de inmediato, existen procesos que caminar y disfrutar en el camino, lo importante es acrecentar día a día el amor entre nosotros, sin olvidar los detalles; pedirnos perdón si nos ofendemos y seguir adelante; ayudándonos a llevar nuestras cargas y disfrutando las alegrías diarias que Dios en su amor nos regala todos los días.

La Constitución Pastoral Gaudium et Spes, nos dice que el amor que lleva a un hombre y a una mujer a casarse es un reflejo del amor de Dios y **debe de ser fecundo** (Cfr. no. 50)

Todo matrimonio que desea vivir esta fecundidad en los hijos, lo mismo naturales que por la vía de la adopción, debiera asegurarse de identificar en su matrimonio los siguientes rasgos:

Un mutuo anhelo por tener hijos. Los hijos en el matrimonio vienen a coronar el amor de la pareja, el niño que llega por adopción es un hijo plenamente deseado y amado por dos. No llega para dar gusto al otro. Lo anterior se debe complementar con la proyección que ambos tienen del modelo de familia que desean formar.

Comunicación abierta y constante. Hacer un compromiso por proteger el tiempo de pareja, de comunicarse entre sí, confiar mutuamente el uno del otro, orar uno por el otro, tener un mismo corazón, trabajando por la unidad y por la comprensión entre ellos. Más adelante, permeando estos mismos sentimientos en los hijos, teniendo un tiempo para cada uno de ellos, asegurándose como pareja, que cada uno se sienta amado y escuchado.

Reconocer que con los hijos se contraen responsabilidades de pareja. La crianza en los hijos es cosa de dos, ambos deberán proveer para la familia más allá de la satisfacción de las necesidades económicas, el amor y el tiempo para fortalecer en los hijos su identidad de hijos amados de Dios, miembros de una familia y de la sociedad, en plenitud y en libertad. El hogar deberá ser el lugar donde se fortalecen como personas en todos los aspectos.

Deseo de santidad. Todo cristiano en su vocación personal desea encontrarse con Dios, para esto se prepara y se consagra en sus esfuerzos cotidianos. Esta ansia de Dios se manifiesta en la vocación del matrimonio a través de cumplir las responsabilidades contraídas; en velar por llevar a su familia al encuentro de Cristo, y él mismo participar de la vida del cielo. Este anhelo debe de ser vivido en responsabilidad con interés y sin perderse en lo cotidiano, buscando la perfección de las tareas contraídas, buscando los medios para poder ser mejores padres y esposos.

Estar dispuestos a afrontar las consecuencias de nuestras decisiones. Una vez recibido al hijo no hay marcha atrás, aceptamos al hijo tal y como es, no con las altas expectativas que tenemos de él. En la adopción, así como sucede con los hijos biológicos no ponemos condiciones, no podemos condicionar la aceptación a si es bonito, inteligente, sano y las mil cualidades que hemos idealizado en nuestra mente. No se trata de eso, sino de afrontar los obstáculos que vayan surgiendo. Aunque si bien es cierto todas las instituciones te darán un diagnóstico lo más amplio posible de la salud del menor, no sabemos qué pueda surgir con el tiempo y es necesario tenerlo muy claro. Más adelante ahondaré en el tema de los obstáculos y miedos más frecuentes que pueden surgir en torno a la adopción.

Familia santuario de la vida

He conocido parejas que, por su incapacidad biológica de concebir hijos han decidido de mutuo acuerdo, en el mejor de los casos, no tener hijos. Hay otras familias que sólo han dejado este tema a la voluntad de Dios - "si Dios quiere los hijos llegarán"- sin tener una preocupación asumida por el tema. Quizá alguno de los cónyuges se cuestiona, desea, idealiza, pero no actúa con firmeza en la constitución del anhelo por variadas razones como pueden ser: la negación, miedos, lucha interior, duelo no concluido, falsas concepciones sobre la adopción, procrastinación, no querer herir al otro, y un largo etcétera que dependerá de cada pareja.

En resumen, podemos separar en dos grandes grupos las parejas que no tienen hijos por la vía de la adopción. Las que deciden no tenerlos y las que dejan que el tiempo decida por ellos.

Al concebir a la familia como santuario de la vida, el matrimonio asume su anhelo de tener hijos como un ideal a alcanzar - alcanzable, podría decirlo, en la mayoría de los casos-. Tema a parte serán los matrimonios en vocaciones tardías que por su misma edad no pueden tener hijos u otras familias que por temas médicos deciden no hacerlo.

Lo que es necesario mencionar con relación a los matrimonios que sólo tienen una incapacidad biológica para la concepción es que hay una opción para ellos y esta es la adopción: "Si yo elegí a este cónyuge como mi compañero, padre o madre de mis hijos, ¿Por qué las cosas deberían de ser diferentes cuando la biología lo ha negado? ¿Por qué no pensamos cuando en los votos decimos educaremos a los hijos que Dios nos dé, que en esta frase también están incluidos los hijos que llegan por la vía de la adopción, estos también son hijos dados por Dios?".

Para los que somos cristianos el pasaje donde nos hablan de como Dios sabe dar cosas buenas a sus hijos dice literalmente: "Pide y se te dará", pero también dice "busca y encontrarás". Tal parece que nos quedamos en el pide y como no nos dio asumimos que no quiere eso para nosotros. ¡Qué cosa tan más errada y que visión tan limitada de la obra de Dios en nuestra vida!

Lo correcto en este versículo es entender que **la pedagogía de Dios es movernos a la acción. Si sabemos que Dios es bueno, luego entonces por qué no pensar que Él tiene un plan de amor para mi vida y que el tema de los hijos no es la excepción.** Que no nos va a dejar desamparados, que todas las cosas suceden para bien de sus hijos y que a través de superar las pruebas podemos como matrimonio constituirnos en lo que Dios mismo quiere que seamos: una familia con hijos, santuario de la vida, al llevar a feliz cumplimiento nuestro anhelo.

Muchas cosas deben de ocurrir antes de tomar la decisión de adoptar, muchas de estas cosas no son agradables para la pareja. El matrimonio tiene que pasar por un largo peregrinar de médicos, medicamentos, análisis, tratamientos para llegar al implacable veredicto: No podrán tener hijos biológicos o será prácticamente imposible tenerlos.

Contar la historia y revivir las escenas más deprimentes de nuestra vida una y otra vez no es nada fácil. El matrimonio que pasa por esto, créanme, ya pasó por suficiente como para tirar la toalla y dejarse vencer por las circunstancias.

En nuestro caso el médico fue muy claro con nosotros, no pueden tener hijos biológicos, no pierdan su tiempo, su dinero y su felicidad buscando soluciones aquí o más allá. Las opciones que ustedes tienen son: divorciarse y buscar una pareja que pueda darles el hijo que desean, fertilización in vitro y, por último, la adopción. Para nosotros fue muy claro desde ese momento cuál era la decisión correcta.

Actuar y dar los primeros pasos después de ese día no fue cosa fácil, tuvimos que pasar por un duelo, asimilar la situación y después de eso estar listos ambos para dar los pasos en fe necesarios para la consecución de nuestro anhelo. Todo valió la pena completamente.

Alguien me preguntó alguna vez: "¿Cómo fue que se dieron cuenta que estaban listos para iniciar el trámite de adopción?" Primeramente, porque había una comunicación muy estrecha entre nosotros como pareja y porque definitivamente alguien tiene que dar el primer paso.

En nuestro caso no nos casamos tan jóvenes como para que este tema se quedara rezagado, así que debíamos tomar decisiones antes de que la edad tomara la decisión por nosotros.

Hicimos varias cosas como hablar el tema con la familia, hablar el tema con amigos sabios, hablar el tema con un sacerdote muy cercano a nosotros. En la medida que íbamos abriendo nuestro corazón, siendo sinceros con nosotros mismos sobre nuestros miedos, tristeza, frustraciones, inquietudes, ignorancia. Al hacerlo fuimos dejando atrás el duelo y vislumbrando posibilidades que no habíamos explorado.

En ese tiempo mi esposo y yo comenzamos a enrolarnos en el servicio a los demás como voluntarios en una casa hogar y como parte de una misión de evangelización para matrimonios jóvenes y profesionistas. El mantener la mente ocupada y el servir a los demás nos ayudó grandemente a sacar la tristeza y vencer nuestra decepción. Así fue como de manera muy natural y sin aspavientos pudimos iniciar el primer trámite de adopción.

FACTORES DE INFERTILIDAD

Este libro como podrás ver está hecho principalmente para parejas que desean adoptar o tienen dudas con relación al tema, por tal razón, no quiero pasar por alto el hablar de la infertilidad. Aunque una gran cantidad de matrimonios que piensan en la adopción ya han pasado por este proceso es importante para aquellas parejas que pudieran necesitarlo.

Primeramente, una pareja sana en la cual la mujer sea menor de los 35 años puede tardar hasta un año en embarazarse, por lo cual, antes de este plazo no hay de qué preocuparse. Una pareja en la que la mujer sea mayor de 35 años deben acudir ambos a su médico (ginecólogo y urólogo) después de los 6 primeros meses de actividad sexual para descartar cualquier situación médica y realizar las medidas pertinentes.

Después de un año de intento o 6 meses, según sea el caso, de no poder quedar embarazados ya se puede empezar a hablar de problemas de fertilidad, por lo cual es necesario revisar los siguientes 4 factores básicos. (Por favor en este orden. Maridos eviten a su mujer estudios innecesarios cuando es más fácil iniciar con ustedes):

1. El semen
2. Las trompas
3. La ovulación
4. El útero

Existen diferentes exámenes para estudiar estos factores, su ginecólogo o experto en fertilidad les irá mostrando el camino correcto. Todos estos exámenes son accesibles, diferentes institutos tanto públicos como privados están capacitados para brindarles la atención que necesiten. Lo que no pueden olvidar es que todo tratamiento de fertilidad llevará un tiempo y deben de considerarlo con toda paciencia y amor, de igual manera deben como pareja decidir cuánto tiempo están dispuestos a invertir en estos tratamientos y cuándo es el tiempo ideal para concluirlos.

Mi recomendación es que asistas a un centro especializado y que explores estos 4 factores antes de iniciar alguna clase de aplicación para adopción.

Lo anterior porque es importante atender las causas de la infertilidad en los tiempos apropiados. Una vez dado un diagnóstico con bajas o nulas probabilidades de concepción, mi recomendación es iniciar el proceso de adopción, porque si bien es cierto no debemos adelantar los procesos, también es cierto que no debemos aplazarlos.

No me voy a extender demasiado en este tema, muy probablemente querido lector o lectora tú sabes más que yo del asunto y ya has pasado por un largo peregrinar en este hermoso anhelo de ser padre.

He conocido casos en los que una vez iniciado el trámite de adopción logran concebir hijos biológicamente. Unas veces porque al dejar de lado la fijación por tener un hijo se rompe con ciertas barreras psico-hormonales que impiden la fecundidad. A veces al canalizar esta angustia y obsesión simplemente algo pasa en su interior en respuesta positiva y los problemas de infertilidad desaparecen. Otras veces los hijos llegan y son simplemente regalos de Dios, milagros que deben recibirse con alegría y asombro. ¡Enhorabuena! ¡Extraños caminos escoge el Señor para que lleguen los hijos!

Con esto quiero decirte que respetes tu cuerpo, que no fuerces de más este deseo de ser padre o madre, no hay método milagroso y desgraciadamente a veces nos topamos con muchos charlatanes que lo único que desean es dinero y no les interesa el estrés y desdicha que causan a una pareja al sobreexplotar su deseo de concepción.

Abrirse a la vida significa recibir a un hijo en tu familia en el amor, independientemente si llega por adopción o de manera biológica.

Pero por favor, si tu deseo de tener hijos biológicos es mayor que tu deseo de ser padre o madre, piénsalo bien, trabaja en esa área de tu vida, no elijas la adopción por mientras o como la opción de consolación. Tener un hijo es una responsabilidad demasiado alta y sublime para rebajarlas a un simple sueño, además un hijo que identifica la opción de sus padres como la última que les quedaba carga una losa muy pesada que a la larga no es sana ni para él ni para ustedes.

La adopción debe de darse de forma plena en todo sentido, reconociendo que es una forma diferente de trascendencia, que presenta sus propios desafíos y grandes recompensas, pero que es ante todo la forma que han elegido como matrimonio para su familia. Por lo tanto, debemos amarla, protegerla y preferirla a cualquier otra cosa porque en ella se encuentran los seres que más amas en el mundo y tú te has convertido en el mundo para ellos.

PRINCIPALES OBSTÁCULOS A LA ADOPCIÓN

Cosa fácil es decir lo maravilloso que es la adopción, sin embargo, es necesario, en honor a la verdad, escudriñar los principales obstáculos que pueden presentársele a una pareja para hacer de este anhelo un hecho real.

Es importante saber que hay gran cantidad de niños y jóvenes que no materializan el derecho a ser integrados a una familia e igualmente hay gran cantidad de matrimonios que no llegan a cumplir su anhelo de ser padres.

Lo anterior pareciera tan obvio, una ecuación fácil de resolver, sin embargo, en la práctica no lo es, precisamente porque se tienen que vencer obstáculos en el camino.

A continuación, una lista que no pretende ser la más completa pero que retrata algunos obstáculos más comunes que hemos recabado y sentido a lo largo de este tiempo.

El miedo al fracaso.

Definitivamente ser padres es un reto muy grande, una pareja que tiene este deseo debe entender que este miedo lo deben de tener todas las parejas biológicas o no.

Cuando lo analizamos a profundidad, nos queda claro que la paternidad es un reto sumamente abrumador, ¡Una vida dependerá de nosotros! ¡Es lo más sublime que puede existir en el universo mismo!

se nos da la oportunidad de colaborar en la protección, salvaguarda y tutela de una persona. Considero que es sumamente deseable que este miedo pase por nuestra mente porque la tarea que se nos confía no es cosa menor.

Es importante que el factor miedo sea algo que nos lleve a entender lo sublime de este anhelo, que nos mueva a prepararnos, a ser mejores para fortalecer todo aquello que haya de débil en nosotros como individuos y como pareja, reconociendo que nadie es perfecto y que la tarea de ser padres tendrá muchos retos, pero que existe además un gran acompañamiento primeramente por parte de nuestra propia familia y en la sociedad. No estamos solos en esto, mira a tu alrededor, hay personas fascinantes, casos de éxito más cerca de lo que te imaginas, pero lo más importante es el amor que fortalece todos los vínculos y vence todos los riesgos y peligros.

Por otro lado, es necesario identificar esos miedos que nos limitan a actuar y tratarlos de manera profesional y seria, esto es posible. Existen profesionales de la salud que pueden ayudarnos muchísimo, psicólogos especializados en temas de familia, educadores, etc. Además, es necesario revisar otros factores como lo son los espirituales, culturales y de desarrollo humano que en ocasiones también pueden ser causa de estos miedos paralizantes.

Quizá haya algunas limitaciones personales que no hayas identificado y que al enfrentarte al dilema de la adopción estén causando este impedimento, un cierto bloqueo mental o procrastinación en ti o en tu cónyuge. Situación que te sobrecoge, agobia y no puedes evitar. Evalúalo y háblalo, no lo dejes ahí enterrado, primero con tu pareja, después con una persona con sabiduría que pueda darte un buen consejo, tu mamá, tu tía, un sacerdote, etc. pero si una vez agotado estos canales sientes que no avanzas, no lo dejes enterrado háblalo con un buen psicólogo, esto te dará las armas para sanarte interiormente y lograr eso que deseas. Lo mismo va para tu cónyuge si adviertes que este tipo de bloqueo existe, ayúdale a sanar para bien de la familia.

Contraposición de los deseos.

Muchas parejas desgraciadamente no comunican abiertamente sus anhelos y deseos en el noviazgo, otras lo hacen, pero no llegan a profundizar en algunos temas, dan por sentado muchas cosas y creen que el gran amor que sienten uno por el otro, como por arte de magia, hará coincidir estos anhelos y deseos profundos, esto no es así en la realidad. El hecho es que cuando una pareja llega al matrimonio los temas que no se hablaron en el noviazgo pueden constituir un gran reto a resolver como cónyuges.

Un tema poco explorado en el noviazgo es precisamente qué hacer si no llegan los hijos de manera biológica. Creemos que los hijos son una suerte de logro sindical, pero no es así, es cada vez más común de lo que pensamos que las parejas presenten problemas de fertilidad. De acuerdo con algunos indicadores una de cada diez parejas es infértil o presenta problemas relacionados a la concepción. Los cambios en la dinámica social, factores genéticos, de la edad, ambientales, alimenticios, enfermedades, etc., son determinantes para estas alteraciones biológicas.

Henos aquí hablando de este anhelo de ser padres, buscando el norte que nos lleve a tomar las mejores decisiones. ¿Por qué? Porque quizá no habíamos hablado como pareja, no habíamos reflexionado y es cuando puede surgir la contraposición de los deseos: ¿Estás seguro o segura que tu cónyuge desea tener hijos?, ¿Conoces qué es lo que piensa en torno a la adopción?, ¿Por qué si o por qué no es una opción para sus vidas?

Es necesario que tengan una gran plática, no dejen este anhelo que socave su relación. Estoy segura de que este libro puede ayudarles a poner en claro las grandes lagunas que en este tema puedan tener; espero que sea una herramienta que les ayude a poner en claro este tema, pero no será un talismán para coincidir en este deseo. **Este es un tema que tiene que tratarse con seriedad y es un tema de dos.**

La esperanza de que todo se va a arreglar

Aunque este tema ya lo abordé un poco anteriormente, es importante reconocer que muchas de las ocasiones dejamos los temas importantes para después porque queremos evitarnos problemas o porque en el fondo creemos que todo tiene solución, que tarde o temprano todo se va a arreglar o quizá nos cuesta tomar iniciativa.

Vez tras vez, esto lo podemos corroborar en todos los ámbitos de nuestra vida. Los problemas se resuelven cuando nos enfocamos en la tarea de darle solución.

El tema de los hijos es un tema importante y a la vez urgente, el darle continuidad en el tiempo oportuno marcará la diferencia a futuro en el camino que tiene que recorrer la pareja. Es necesario con firmeza que uno de los dos tome la iniciativa y que no deje a la "aparente desidia del cónyuge" porque detrás de esa desidia puede estar anclado un problema que no quiere o no puede resolver y necesita trabajarse.

Mi recomendación es la comunicación. En el caso de las mujeres es importante que el tema no se vuelva una obsesión. Créanme es muy fácil caer en este problema, simple y sencillamente porque es parte de nuestra naturaleza, fuimos hechas para la procreación (al igual que el hombre) aunado a que nuestro cuerpo está preparado para la maternidad, no solo psicológicamente sino biológicamente somos nosotras las que por naturaleza lo llevamos en nuestro vientre, razón por la cual es más habitual que este deseo sea mayor en nosotras.

Maridos consideren esto al momento de tratar este tema con sus esposas porque quizá no alcanzan a entender esta urgencia de la mujer. Ambos con el amor infinito que se proclaman comuníquense acerca de este tema, exploren las diferentes inquietudes que se puedan presentar tanto en uno como en el otro para que juntos tomen las mejores decisiones en el tiempo oportuno.

Desconocimiento de cómo iniciar
un proceso de adopción

Otro gran obstáculo para la adopción es nuestro propio desconocimiento sobre cómo iniciar un proceso de adopción. Más adelante encontrarán historias de éxito que les permitirá tener un panorama más amplio de qué hacer y cómo iniciar, pero puedo darles algunas indicaciones generales que les ayudarán a vencer este obstáculo.

Una vez realizados los estudios médicos, o bien, teniendo claro que la vía de los hijos es la adopción entonces deberán revisar las opciones que tienen en su entorno más cercano para poderlo realizar. ¿Cuáles son las instituciones que existen en su ciudad?, para el caso mexicano existe el Sistema para el Desarrollo Integral de la familia (DIF) que es la institución encargada de vigilar que el proceso de adopción sea correcto en cualquier institución o casa hogar que coadyuva al cuidado de los niños en desamparo o con posibilidad de adopción que existen en el país.

Hoy en día en México la adopción es un recurso que se legisla a nivel local, por lo que existen 32 visiones distintas para atender el tema.

- Diferencias como el tiempo juntos como matrimonio para poder adoptar, en unos estados es de mínimo dos años, mientras que en otros es de cinco.
- La diferencia de edad entre el adoptante y el adoptado en algunos es de por lo menos 10 años y en otros es hasta de 20 años.
- Las edades de los cónyuges es también un tema para corroborarse por estado y dependiendo de la edad de los niños con posibilidad de adopción.

- En algunos estados existe además la adopción privada o directa, es decir, que no necesariamente tiene que realizarse a través de una institución, sino que puede hacerse de manera directa entre quien da en adopción y la familia adoptante. Este caso debe de revisarse con mayor detenimiento para no caer en transgresiones a la ley que imposibiliten nuestro deseo de ser padres. En un tema tan sensible es necesario, aunque puede llevarnos más tiempo, invertir lo necesario para evitarnos problemas y tener mayor tranquilidad familiar en un futuro.
- Es necesario hablar con un abogado de lo familiar y contar con la asesoría profesional necesaria.

Por ningún motivo intenten maneras "rápidas" de hacerse del hijo que anhelan por el bien de todos los involucrados y principalmente del menor.

Todo lo anterior hace necesario acercarse a las distintas opciones que se tienen a nivel estatal para poder realizarlo con base a derecho y como ya lo he dicho de manera oportuna.

Mi esposo y yo por situaciones de residencia nos acercamos al DIF en Monterrey, Querétaro y Guanajuato, a Filios en Monterrey y a Vida en Familia en la Ciudad de México. En todas estas instituciones fueron muy claros con nosotros, nos dieron la información que necesitábamos y nos apoyaron para iniciar o no el trámite de acuerdo con las necesidades específicas que como familia teníamos en ese momento.

Somos padres de dos hijos por la vía de la adopción y somos sumamente dichosos, uno de nuestros hijos llegó a través del DIF y el otro a través de Vida y Familia, AC.

Aunque en algún momento nos propusieron la adopción directa, preferimos transitar por la vía institucional porque consideramos que era la más adecuada para nosotros.

Más adelante ahondaré más sobre nuestra historia, en este apartado solo quisiera dejar por sentado que cada ciudad tiene variadas instituciones y que de acuerdo con sus necesidades puede apoyarles a concretar su deseo. Es indispensable darse el tiempo y realizar el discernimiento necesario para que no sea el tiempo el que decida por ustedes.

Prejuicios

Otro gran obstáculo para concretar una adopción en plenitud son las telarañas mentales en torno a la adopción que existen en nuestra sociedad y en nosotros mismos, es como nadar contra corriente o correr cuesta arriba. A pesar de que la adopción existe desde tiempos ancestrales y el mismo Jesús participó de la adopción, no cabe duda de que existe un gran desconocimiento en torno a este tema.

De entrada, más que miedo es un gran desconocimiento por un tabú mal utilizado en torno a concepciones absurdas entre los diferentes estratos sociales, de ahí la idea que la procedencia del hijo será de gente sin escrúpulos que abandonaron al hijo a su suerte o peor aún proveniente de una violación, de familias abusivas, de ladrones sin oficio o cosas parecidas. Esto nos trae una suerte de posible contagio, como si la conducta humana fuera de transmisión consanguínea.

Del punto anterior vienen dos cosas de las cuales es necesario hablar y pensar para poder desenmascarar estos errores comunes:

La conducta de los niños es formada por los hábitos, las acciones diarias, por los límites y consecuencias que tienen nuestros actos, por el amor en el trato y convivencia diaria, es decir, por la manera que educamos a nuestros hijos. Ya basta de esta etiqueta tan desagradable que ponemos a las personas, las buenas costumbres no se heredan, se desarrollan en lo cotidiano, en contacto con las otras buenas costumbres que existan en el entorno y las experiencias que nos toca vivir.

Claro ejemplo de lo anterior es la cantidad de déspotas y mal educados que existen en todas partes; prepotentes sin sentimientos con los que nos ha tocado relacionarnos y claramente no tiene que ver con su posición en la sociedad.

Salvaguardar el estado de sus hijos dependerá del cuidado que pongan en la educación, más que de cualquier otra cosa.

Otro elemento muy importante hoy en día que no ha sido lo suficientemente analizado es pensar de dónde vienen los hijos de adopción, qué tipos de personas dan un hijo en adopción, cuáles son los motivos o razones. Inmediatamente damos un juicio de valor, invariablemente pensamos que mala madre, que ingrata como abandona a su hijo. Raramente hemos pensado en la heroicidad del acto.

Vemos, pero estamos ciegos, oímos, pero no escuchamos, no nos damos cuenta de que detrás de cada hijo puede haber grandes historias de valentía y de carácter, siendo tan fácil deshacerse de una creatura hoy en día, dar un hijo en adopción es lo más difícil que existe, ya de por si es pesado poder llevar el hijo a término.

Algo que no debo dejar de mencionar es que la procedencia no determina el futuro de una persona, que la sangre no es un factor determinante en el desarrollo integral de la persona y que no existe evidencia que los factores biológicos determinan la psique de una persona.

Definitivamente existen factores hereditarios que inciden en la salud psíquica y física de una persona, pero no determinan su vida. Además, en todas las familias hay dificultades y ninguna familia está exenta de tener problemas de todo tipo. No podemos estar seguros de que por ser hijo biológico estarán exentos de tener problemas físicos o mentales como no lo estamos de un hijo por la vía de la adopción.

El que es padre y está abierto a la vida, está abierto a recibir con amor al hijo que Dios le da y aceptar con el mismo amor las dificultades que vengan con el hijo sea biológico o no lo sea.

Si existe una inquietud en torno a este tema será necesario que evalúen su deseo de ser padres (consanguíneo o no) porque puede ser un grave factor para lograr el futuro favorecedor de sus hijos.

Sería muy sencillo culpar a la genética de los errores que los padres han cometido, porque pueden evadir la responsabilidad que les atañe al momento de enfrentar las dificultades de un hijo, en relación con la educación que le han brindado.

El no tener conexión genética con nuestros hijos, no significa que nuestros hijos posean valores diferentes a los nuestros, porque estos se enseñan y se transmiten dentro de la familia y del hogar.

Miedos en torno a la salud del hijo

Debemos partir de esta premisa: Todos somos susceptibles a enfermedades, los hijos consanguíneos o por adopción pueden contraer enfermedades. Los cuidados son los mismos.

La composición genética de toda persona es incierta, qué alteraciones pueden ocurrir en nuestros hijos a lo largo de la vida también son inciertas. Las preocupaciones en torno a enfermedades son reales, pero se debe entender que las posibilidades de que nuestro hijo sufra un problema hereditario es la misma que en hijos consanguíneos. Qué factores determinan que se desencadenen enfermedades y cómo atenderla en su momento no lo sabemos, lo que sí sabemos es que hay a nuestro alcance formas de prevención y formas tempranas de detección de enfermedades.

También es cierto que existen factores genéticos que pueden ser causa de ciertas enfermedades, adicciones y conductas, pero de acuerdo con un gran número de especialistas podemos decir que los factores genéticos son inciertos y no determinan la condición, futuro y desarrollo en plenitud de nuestros hijos.

Adriana Chávez Estrada, psicóloga clínica y de familia, especialista en infertilidad y adopción, explica que existen corrientes que indican que la genética es fundamental mientras que otros señalan que el ambiente determina las posibilidades de que se presenten problemas. Sin embargo, expertos coinciden en que puede existir una predisposición genética, pero influye más el ambiente y las circunstancias personales, culturales y, especialmente, familiares presentes en el entorno del niño. (Toro, 2012)

Sin desconocer la genética, lo afectivo, ambiental y familiar es el detonante que activa cualquier dificultad. Por lo cual no podemos culpar a la genética y no podemos desentendernos de la responsabilidad que tenemos como padres.

Miedos en torno a la fortaleza del vínculo

La maternidad o paternidad no es algo que inicia en la concepción, es un anhelo colmado en plenitud, si lo recuerdas, este anhelo nace desde que estamos enamorados como pareja, aún antes de casarnos, desde ahí comienza el deseo de ser padre. Además, este proceso va madurando con el tiempo de convivencia entre los padres y el hijo en familia.

Para el hijo que llega este tiempo de adaptación puede ser muy rápido y natural, lo cual dependerá de su edad y primordialmente del amor y naturalidad con la que ustedes como padres acojan a su hijo. Cuando el hijo es bebé el vínculo se establece de manera inmediata porque ustedes como matrimonio son su única referencia, el amor siempre es correspondido con amor. (Ayala, 2011)

Recuerden padres que en la medida que ustedes realizan la tarea de ser padres, lo cual se da con la práctica y empeño diario, con paciencia y perseverancia es que van formando el vínculo, lo cual se da independientemente cuál sea la vía de llegada del hijo. Padre y madre deben de participar de las tareas cotidianas, demostrar con hechos muy prácticos y palpables el amor a través de lo más sencillo: abrazarlos, besarlos, decirles que los amamos. Hasta lo que aparentemente pueda ser complicado: limpiar su carita, cambiar los pañales, darles sus medicamentos, participar de sus triunfos y llorar con ellos en sus derrotas, estar allí para ellos siempre.

Entonces a partir de lo anterior se corrobora el dicho que dice "Padre no es el que engendra sino el que educa, el que cuida". Parafraseando lo anterior el vínculo de amor que se forma entre padres e hijos se construye en la vida diaria, con el amor y el trato cotidiano. También es prudente decir que este vínculo puede deteriorarse o destruirse cuando no existe el amor, cuando hay recelos en el trato, cuando dudamos del amor que se recibe o que damos, esto genera desconfianza y miedo.

Nuevamente es necesario saber si estamos listos como pareja para recibir a los hijos, de tal forma que el niño(a) pueda recibir todo el amor, ternura, tiempo, confianza que puede existir de parte de nosotros y ser correspondido con las mismas cosas.

Ahora bien, debemos entender que no somos perfectos y no se espera que la familia que recibe un hijo en adopción lo sea. Sino que tenga un grado de madurez, que haya dejado atrás estados de angustia o depresión, viviendo la aceptación de su estado de infertilidad, ser individuos estables y no vivir en la frustración y por favor no se deberá entender la adopción como el último recurso. Ante todo, debemos transmitir amor y la seguridad que viene de este deseo hecho realidad.

Miedos en torno al fracaso del proceso

Una duda y miedo que puede asaltarnos es si la familia biológica decide disolver la adopción ¿es esto posible?

Es importante cuando se piensa en adopción acercarnos a las instituciones correctas y seguir el protocolo correcto, es gravísimo tratar de realizar trámites de adopción fuera de derecho.

El código civil de la legislación local es el que establece los requisitos y condiciones para la adopción y se pueden consultar a través de un abogado o a través del internet.

Una vez que todos los trámites finalizan y se otorgan las acreditaciones correspondientes, la adopción tiene carácter de irrevocable y se establece un vínculo de padres con nuestros hijos para toda la vida.

Es verdad que aun siguiendo un trámite de acuerdo con derecho podemos encontrarnos con obstáculos y dificultades. Las parejas que desean adoptar tienen que pasar por una serie de trámites que van desde el llenado de la solicitud, apertura de expediente, cumplir requisitos específicos, pasar por un proceso de valoración y exámenes médicos, psicológicos, económicos; realizar visitas y entrevistas; presentar documentación que acredite las afirmaciones, etc.

Serán las autoridades quienes tendrán que determinar la idoneidad de los solicitantes.

Hasta que todos los aspectos legales concluyan y puedan recibir al hijo deseado, lo que pueden tener por seguro es que una vez que el hijo llega todo lo anterior vale la pena y muy seguramente entenderemos que todos estos requisitos son para asegurar a los infantes el mejor futuro y la familia ideal para cada uno de ellos.

Pensar en el tiempo y procesos burocráticos para la consecución de nuestro anhelo puede ser muy abrumador, pero nada que otras familias no hayan experimentado anteriormente y que no se pueda realizar. Lo más importante es tener paciencia y perseverancia en el proceso.

Miedos en torno a las etapas de vida del hijo

Los padres seremos el apoyo principal en la vida de nuestros hijos y como tal debemos de estar preparados para sobrellevar las distintas etapas en su desarrollo.

Una etapa que puede inquietarnos es la adolescencia, que es la etapa en la que dejan de ser niños y se encaminan a la madurez, esta etapa será más o menos intensa, pero esto dependerá en mucho de la confianza, buena crianza y complementariedad de los cónyuges.

En esta etapa es donde vuelven a plantearse los chicos lo relativo a su identidad y modelan lo que quieren ser cuando sean adultos, surgen nuevamente los cuestionamientos hacia quiénes son y de dónde vienen.

La mejor manera de superar la adolescencia es estar preparados y ser conscientes de que todos los hijos sean biológicos o no pasan por ella, así que no hay razón para sobrevalorarla ni para desestimarla, lo que debemos hacer es prepararnos para poder hacer de esta etapa un proceso natural y hermoso.

Algo que es muy importante durante la adolescencia es no perder la autoridad, aunque deseemos ser los mejores amigos de nuestros hijos, nunca lo seremos, porque somos los padres. Es importante en esta y en cada una de las etapas de crianza reconocer que somos la autoridad y, como tal, su ejemplo y brújula. Si no entendemos esto, será muy fácil enfrascarnos en luchas inútiles difíciles de ganar si no creamos un límite con antelación.

Además, es necesario entender que la autoridad es prestigio y toda autoridad lleva consigo responsabilidad y por lo mismo constancia y consistencia, no puede ser unas veces sí y otras no. Si has decidido llevar a cabo una regla síguela y se consistente con ella, pero es necesario no sobre cargar a los hijos sino también saber, aunque estén grandes, cuándo es necesario soltar y darles la oportunidad de afrontar las consecuencias de sus actos.

La tentación es la sobreprotección, de alguna manera queremos protegerlos de todas las cosas que imaginamos y los miedos ocultos que estamos cargando, por favor evalúa tus miedos y revisa si son fundados con relación a tu hijo o simplemente es una carga interior que estás trasfiriendo a tu hijo.

En ningún momento claudiques en tu tarea de ser padre, cada etapa de la vida tendrá sus propios desafíos y grandes recompensas.

Miedos sobre cómo responder ante el posible deseo de los hijos de conocer sus raíces.

El rol del padre y la madre es estar ahí para nuestros hijos, ayudarles a crecer sanos, fuertes en su autoestima y prodigarles las herramientas para que tomen sus propias decisiones y asuman las consecuencias de sus acciones.

En este miedo en particular no podemos prever qué es lo que decidirán nuestros hijos. Lo que es importante es estar cerca de ellos y apoyarlos en esta inquietud si se presenta. Puede ser que las expectativas hacia como será su familia biológica sean desmesuradas, es importante alertarlos, y de igual manera ayudarles a no perder perspectiva. Es mejor prepararlos con distintos escenarios y estar ahí para ellos a que corran riesgos mayores si la respuesta a sus inquietudes de parte de nosotros es hermética y de poca participación.

Habrá otros hijos que nunca presenten esta interrogante, pero eso será sumamente impredecible. Lo que es cierto es que cada uno de nosotros tiene una historia personal. Como padres debemos ayudarles para que esta historia sea lo más completa para ellos, hay información que conocemos acerca de la familia biológica que es importante para nuestros hijos porque constituye parte de su historia, por lo cual debemos conservarla para que ellos partan de información fidedigna y no vayan a ser presa de charlatanes. Nuestra tarea será siempre acompañarlos y apoyarlos en esta búsqueda si, llegado el momento, quieren transitar por ese camino.

Si lo vemos bien, todos estos obstáculos y miedos más que barreras para realizar una adopción ofrecen a los padres más herramientas para la vida en plenitud de sus hijos, para enfrentar todas las dificultades, nos permiten estar más abiertos y preparados, y en conciencia tomar decisiones bien sopesadas y analizadas.

EL ROL DE LA FAMILIA EXTENDIDA EN LA ADOPCIÓN

Como lo había comentado anteriormente, no estamos solos en la tarea de ser padres. No estamos solos cuando pensamos en la adopción y sería un enorme error apartarnos de la familia tras optar por la adopción.

Hemos hablado maravillas de la familia nuclear y de la riqueza que es para cada uno de los individuos que la forman: papá, mamá e hijos. Pero qué hay de la familia extendida. ¿Pueden ellos ayudar a que nuestros hijos crezcan en plenitud? Indudablemente.

La familia extendida es un complemento para la vida de los hijos, forma parte de su historia personal y es necesario que los hijos tengan la capacidad de convivir con todas las personas cercanas a nosotros los padres, y que forman parte de nuestra propia historia personal.

La experiencia que he tenido de acuerdo con lo que nos han externado otras familias que han vivido la adopción y por cuenta propia, es que la familia extendida es un gran apoyo en la crianza y autoestima de los hijos. Los abuelos por ejemplo son una de las figuras más importantes que un menor puede tener, incluso cuando hay diferencias entre los hijos y padres, el nieto desarrolla un sentimiento en el abuelo que es difícil de describir pero que rompe todas las barreras.

Los abuelos son la figura más cercana que pueden tener nuestros hijos de lo que nosotros como padres somos. En ellos los hijos complementan la figura paternal y maternal, son los abuelos los que ayudan a los padres a modelar el carácter, a sensibilizarlos hacia buenos hábitos como la lectura, la música, la escritura, etc. Todos los hobbies de los abuelos son para los nietos, aspectos motivacionales y aspiracionales. El permitir que los abuelos los chiqueen y los reprendan también ayuda a los hijos a tener una perspectiva más amplia de la realidad de la sociedad y representa un verdadero regalo.

Cuando la convivencia es frecuente y sana, este encuentro con la familia extendida será de gran apoyo para que el menor sea provisto de la plenitud que solo se vive en familia.

Ahora bien, sabemos que en todas las familias existe el miembro que le cuesta relacionarse o que consideramos no es una buena influencia para nuestros hijos, más que cortar la comunicación con él o ella es importante que todas las situaciones las identifiques como oportunidades; que alertes a tu hijo, que le ayudes a notar qué cosas no son aceptables dentro de los cánones que como familia tienen; que lo confrontes entre el bien y el mal de las conductas de los otros y que le ayudes a tomar las mejores decisiones.

Cabe la posibilidad de que no tengamos buenas relaciones con algún miembro de la familia, pasa hasta en las mejores familias que tengamos algún resquemor con nuestra suegra o cuñada, pero por favor no permitas que tus propias diferencias alejen a tu hijo de la familia, trata de tener buenas relaciones con los demás, no expongas a tu hijo a recibir una majadería, pero no lo prives de formar relaciones maduras entre las demás personas, es aquí donde podemos decir que la familia es una verdadera escuela de virtudes.

No coloques a tu hijo en una burbuja, tiene que salir al mundo y manejar las situaciones con naturalidad. Así como nosotros hemos experimentado rechazo por muy variadas cosas, así mismo tu hijo tendrá que experimentarlo, no debes de achacar todos estos problemas de socialización a que llegó por vía de adopción, simplemente no tenemos por qué tener química con todas las personas. Toma una sana distancia, no quieras allanar el camino de tu hijo en todo. Recuerda:

llegó por adopción, no es un discapacitado y aún las personas con estas problemáticas tienen que aprender a convivir con todos. La fortaleza que va a ganar es grande y tu podrás ver cómo sale adelante en todos los terrenos. Lo importante es que tu estés para él siempre y que tu confianza lo fortalezca.

Puede ser que percibas que existen recelos de alguno de los miembros de la familia en cuanto el trato con tu hijo por haber llegado por vía de adopción, algunos hasta lo podrán expresar abiertamente, ese será un buen momento para dar a conocer todo lo que sabes en torno a la adopción, recuerda que muchos son verdaderamente neófitos en el tema, así que, de forma serena comparte lo que has aprendido, comparte bibliografía, artículos en Internet, pensamientos, en fin, todo lo que sirva de apoyo.

La mejor forma de crear una cultura sana en torno a la adopción es ser promotor, defensor y educador en el tema.

Tómalo con calma y respira hondo y profundo, es muy difícil que los demás comprendan todos los pormenores de la adopción, esto es algo que sólo el que lo vive puede saber en su sentido profundo. Más bien toma las cosas con humor y no sobrevalores los comentarios que escuches, trata de discernir todas las cosas y quédate con lo bueno, porque en el fondo los demás tratan de empatizar, pero no saben cómo hacerlo.

En nuestro caso nuestra familia extendida nos apoyó mucho en la consecución de nuestro deseo, su respuesta positiva cuando les platicamos que deseábamos adoptar fue unánime. Mi esposo y yo, teníamos ciertas reservas de platicar a nuestros padres de nuestra esterilidad por la tristeza que esa noticia les traería, pero dado que habíamos decidido transitar el camino de la adopción nos parecía importante platicar con ellos y hacerlos partícipes de nuestra decisión.

Nos reunimos con nuestros padres por separado primeramente con mis papás porque los padres de mi esposo vivían fuera de la ciudad. Lo que experimentamos en ambas pláticas fue muy hermoso, apoyo incondicional y mucho ánimo para lanzarnos en esta aventura. Nos preguntaron cómo íbamos a lograr este propósito y les compartimos lo que habíamos indagado hasta el momento. Nos dimos cuenta de que, aunque la noticia era diferente a lo que ellos les hubiera gustado escuchar, era muy alentador ver que estaban con nosotros y nos apoyaban en nuestro deseo de formar una familia con hijos.

Más adelante ya entrados en el proceso, era muy hermoso saber que teníamos personas confiables con quienes platicar y sacar todos nuestros temores, frustraciones, desesperanza y todos los sentimientos que pueden acompañar un proceso de adopción. ¿Quiénes mejor que nuestros padres y hermanos para darnos comprensión y ánimo?

EL PROCESO DE DUELO

Antes de iniciar un proceso de adopción es necesario resolver el duelo por la pérdida del hijo biológico. En muchos de los casos la pérdida ha sido física tras embarazos no concluidos y en otros se trata de la muerte del deseo de ser padres biológicos. En cualquiera de los casos el dolor es mucho y supone un proceso de sanación de los cónyuges de la manera de como procesar su infertilidad.

Cabodevilla menciona: "Toda pérdida, sea de la índole que sea, acarreará su correspondiente duelo". (Cabodevilla Eraso, 2006) Para los que hemos buscado con afán el hijo anhelado será mucho más claro este dicho, porque muchas cosas pasan en el corazón de los padres aún antes de saber de su infertilidad.

Es importante trabajar el duelo para la sanación misma de la pareja, para estar listos y plenos para recibir al hijo que anhelan, para transitar por el proceso de adopción en libertad. Porque si bien es cierto abrirse a la vida por la vía de la adopción es un sentimiento noble y una experiencia maravillosa también es cierto, como lo menciona Gaudencio Rodríguez, que cuando la imposibilidad para tener hijos biológicos no ha sido superada los motivos para la adopción pueden nublarse, es decir, pueden no corresponder al interés superior del menor, sino que están más en función de los deseos de la pareja: cubrir una necesidad, aliviar el dolor, etc. (Rodríguez, 2015)

Optar por la adopción en muchos de los casos es comparable a sepultar la posibilidad de quedar embarazados por la vía biológica.

Comprender esto es primordial para que el proceso de adopción sea un éxito en todos los sentidos. Estar liberados de este dolor te da las energías necesarias para transitar por el proceso de adopción con todas tus fuerzas y con todo el corazón.

Aun y cuando teníamos muy claro mi esposo y yo que deseábamos adoptar, nuestro proceso inició aproximadamente dos años después de que habíamos decidido hacerlo, ¿Por qué los tiempos se dieron de esta forma? porque en el fondo deseábamos cambiar las cosas, no habíamos asimilado completamente que no podíamos tener hijos, es decir no habíamos procesado el duelo de nuestro anhelo de ser padres biológicos.

Muchas parejas experimentan este dolor sin ni siquiera advertir qué es lo que les pasa interiormente. Los sentimientos por la pérdida se manifiestan de diferentes maneras: tristeza, desmotivación, cansancio, aislamiento, apatía; al interior de la pareja: disminución de la libido o inhibición persistente, desinterés, hipersensibilidad, irritabilidad, ira, etc.

Transitar por un proceso de duelo implica asimilar la pérdida, cada pareja lo vivirá en diferente orden y maneras, no existe como tal un proceso bien definido para el caso de la imposibilidad de tener hijos biológicos.

Elisabeth Kubler-Ross identificó cinco etapas o fases del dolor: negación, ira, negociación, depresión y aceptación. Diferentes especialistas en el tema de la infertilidad han referido este proceso quizá con ciertas variaciones, pero al menos los siguientes aspectos deberán estar presentes:

La negación, miedo y necesidad de comunicación en pareja.

¿Cómo dar fin a las expectativas de tener hijos biológicos? Esto en el fondo es imposible. Siendo un deseo abstracto es difícil de procesar ya que no existen rituales preestablecidos que sirvan de paliativo para asumir la realidad de la pareja, porque en la mayoría de los casos siempre estará latente justificadamente o no la esperanza de la procreación. Mes tras mes con la llegada o no de la menstruación el propio cuerpo de la mujer le repite que aún hay posibilidad, situación que aviva el dolor no liberado.

En la infertilidad la negación es clara, es un mecanismo de nuestra humanidad, aceptar la infertilidad de tajo es alejarnos de cierto modo de la realidad, al menos la realidad común, la realidad de las demás parejas, la realidad fabricada en nuestra mente.

Es común que los cónyuges no quieran hablar del tema de la infertilidad con su pareja (ni con otras personas), sobre todo después de un proceso largo de búsqueda del hijo que no llega. El entusiasmo del comienzo de los tratamientos y la comprensión entre ambos tiende a diluirse con el tiempo por la cantidad de visitas invasivas al consultorio, la pérdida de espontaneidad en las relaciones de pareja dictadas ahora por cronómetro y placer mecanizado.

El miedo de hablar del tema se hace cada vez más grande ante la posibilidad de herir más a la pareja y revivir la fuente de sus problemas. Este miedo natural retrasa el proceso de duelo porque la mejor manera de sacar el dolor es compartiendo la carga, de otra manera estarían ambos viviendo en soledad el dolor acumulado.

Ciertamente pensar en la adopción como la vía alternativa para la llegada de los hijos es ya hablar del problema, sin embargo, antes de esto es necesario que la pareja asuma con toda claridad que no van a poder cumplir el anhelo natural del principio; que tendrán que transitar por un camino distinto y que esta elección es diferente a la primera.

Hablar del sufrimiento que les provocó esta realidad, si bien es cierto significa abrir la herida nuevamente con el dolor que eso conlleva, también es cierto que solo así se puede curar de manera más rápida, porque la pareja recobra la unidad al compartir el dolor juntos. Esta unidad permite además encontrar los paraqués de este acontecimiento e ir cerrando poco a poco los porqués que llegan a taladrar el alma.

Un matrimonio de fe es confrontado con estos acontecimientos en su vida. Tomarse de la mano de Dios, recordar sus promesas es una fuente de frescura y consuelo que puede fortalecer enormemente a la pareja. Si eres creyente no dudes de participar más vivamente de tu fe, aférrate a ella porque en estos instantes de tristeza Dios da la gracia que la pareja necesita, para hablar, para consolar, para sanar plenamente.

Tener una buena comunicación en pareja será la forma de transitar más objetivamente por el dolor, dejando atrás poco a poco la negación y abriéndose a nuevas posibilidades.

Ira. Reconocer el dolor y frustración que encierra el no poder experimentar la paternidad biológica.

Otra etapa del proceso de duelo que se desprende de la anterior y prácticamente son paralelas es reconocer en pareja que existe además del dolor por la infertilidad una frustración porque no podrán experimentar la concepción en todo su desarrollo y belleza. Habrá un espacio en la vida de sus hijos (si piensan ya en la adopción) que ustedes no podrán experimentar, el hijo no crecerá en el vientre de la mujer y en el hijo no podrán descubrir las características físicas de ustedes, aunado a esto tendrán que explicar a los demás lo que les ocurre.

Esta frustración debe resolverse antes de iniciar cualquier proceso de adopción para asumir la paternidad de manera gozosa, abrirse al hijo sin miramientos ni rencores socavados.

Es importante entender que el hijo que llegará por la adopción no viene a llenar los vacíos y conflictos interiores de la pareja. Esos deben cerrarse a través del duelo, una vez cerrados podemos estar preparados para darnos enteramente al hijo que llega.

Aquí aplica el dicho que dice que el tiempo todo lo sana. Debe de existir un cierre de etapas para transitar por el paso siguiente, ¿Cómo sabrá la pareja que ya es tiempo de iniciar un proceso de adopción? Cuando puedan tocar el tema ambos sin frustraciones contenidas, cuando los sentimientos no nublan las ideas, cuando el nudo en la garganta no aparezca por dolor sino por la alegría.

Algunas personas que piensan en la adopción se engañan al pensar que la llegada de un bebé biológico y por adopción son la misma cosa, en este engaño creen erróneamente que así eliminarán parte de su frustración o dolor, pero las cosas no suceden de esa manera; es necesario aceptar que existen diferencias básicas, que no se trata de la misma cosa.

La pareja debe de asumir también que existirán retos derivados de esta decisión que sólo los padres adoptivos tendrán que asimilar.

Negociación, reproche vs la necesidad de restituir nuestro valor perdido.

En algún momento de nuestro dolor por la pérdida, queremos o pretendemos por un lado negociar con Dios y por otro aunado a la ira reprocharle a Dios o a nosotros mismos la situación, buscando salidas milagrosas o escenarios distintos: yo te doy y tú me das, hubiera hecho tal o cual cosa y las cosas serían diferentes, aunque aparentemente la persona cae en un círculo vicioso es parte de ir asimilando la realidad y de ir cerrando la herida.

Una señal de poder avanzar en el proceso del duelo será el aprender a restituirse como personas sanas. Esta condición de infertilidad no es una enfermedad, puedes transitar por la vida como cualquier otra persona y tener una vida plena. (Instituto Familia y Adopcion, 2018)

El no poder conseguir la paternidad biológica no te incapacita como persona, no es que tengas menos valor: en el caso del hombre esta realidad no te hace perder virilidad, en el caso de la mujer esta realidad no te desacredita como mujer o madre.

Existen tantas ideas preconcebidas en torno a la fertilidad, que desgraciadamente socaban la idea que tenemos de nosotros mismos, una vez que logres desmitificar todas estas creencias estarás más libre para pensar con objetividad y lanzarte a la aventura de la paternidad.

El restituirte como persona implica además que valores los deseos de tu corazón, que no se han ido con la infertilidad. La dicha de ser padre es real y tú cuentas con todas las capacidades para hacerlo.

Habla con tu cónyuge de estos miedos y reinstaura la figura que tienes con tu pareja, hablen del gran amor que se tienen, pídanse perdón y perdónense si uno guarda algún resentimiento contra el otro. Si en algún momento por las palabras o por la frustración se hirieron al recibir esta noticia o tras el estresante camino de consultas, médicos y tratamientos, este es un gran momento para perdonarse, unirse y enamorarse más uno del otro.

En lo espiritual algunas parejas experimentan rencor contra Dios, háblenlo también entre ustedes y con algún sacerdote de su confianza. Todos estos sentimientos son comunes y un buen sacerdote podrá orientarlos para sacar rencores ocultos que lo único que hacen es alejarnos de la gracia que se necesita. No se dejen ahogar por la desesperanza más bien déjense reconfortar por la esperanza en Dios. Él sabe lo que es mejor para sus hijos.

Es importante entender que el amor de Dios no tiene fin y no se han acabado sus bondades hacia nosotros. Cuando hemos experimentado el aparente silencio de Dios, su aparente falta de providencia, y nos hemos afligido buscando sin encontrar respuesta; y, hasta tal vez nos hayamos rebelado contra sus designios, recordemos que Dios sabe de qué estamos hechos y con todo, los propósitos del Señor han sido gloriosamente grandes para nosotros, y el sufrimiento ha sido la más selecta temporada de bendición. Comprender esto es estar sanando el corazón y aceptar la gracia de Dios.

Depresión y búsqueda de consejo.

Como nos ha quedado claro, el duelo habla del dolor y el dolor genera depresión. De alguna forma todas las etapas tienen un dejo de depresión o son generadas por la depresión y ciertamente así es. Aunque en esta etapa lo que se quiere resaltar es la necesidad de reconocer que tienes sentimientos y que tienes derecho a llorar la pérdida, que está bien que estés triste y que el cuerpo necesita desahogar todas las energías contenidas, lo más sanador es hablarlo con tu cónyuge porque los dos están pasando por lo mismo. Como pareja es necesario también mantenerse unidos en el dolor, abrazarse, amarse en esos momentos cuando el mundo se desmorona porque tu esposo o esposa es la única persona que entiende perfectamente lo que te acontece; conocer y amar a tu pareja en estos momentos es sumamente sanador.

Aceptación, abrirse a otras posibilidades.

Finalmente, la etapa de la aceptación es el colofón de este proceso de duelo, y cada pareja lo experimentará de diferente manera. Como ya lo hemos dicho, la aceptación nos da la claridad para elegir lo mejor como matrimonio; si es el optar por los hijos nos da la claridad de mente para iniciar los trámites con una motivación distinta, con energías suficientes para pasar por los obstáculos que se vayan presentando y con el anhelo más firme en la ilusión del inicio: formar una familia con hijos.

Mi esposo y yo no recordamos con exactitud cómo transitamos en esta etapa, pero sin duda llegó a nuestra mente y corazón un espíritu renovado, sin miedos paralizantes y con grandes expectativas de la empresa que teníamos por delante.

Pensar en el futuro no era aterrador sino más bien muy alentador.

Algo que logramos comprender es que hay una acción evangelizadora en el campo del dolor, que todas las cosas pasan para nuestro mayor provecho. Pudimos experimentar mucho el amor de Dios y encontrar sentido a nuestra pérdida. Más que preguntarle a Dios por qué, le preguntábamos el para qué y eso fue sumamente sanador.

Seguimos haciéndole a Dios esta pregunta en la medida que nuestros hijos crecen y cuando experimentamos dudas en la crianza, y cada vez estamos más convencidos que el Señor tiene un plan perfecto para nosotros y para nuestros hijos.

LA OTRA CARA DE LA ADOPCIÓN

Abordaré lo que pasa por el corazón de las madres biológicas al optar por la adopción.

Existe un personaje en el gozo de la adopción que es poco reconocido y escasamente mencionado. La bibliografía entorno a este tema se concentra en lo relacionado a la decisión de adoptar y cómo manejar el tema con los hijos durante su desarrollo, básicamente, cuyos personajes principales son el menor a adoptar y la familia adoptante. Sin embargo, existe un protagonista cuya participación es indispensable: la madre biológica.

Quisiera, como una forma de agradecimiento, hablar de aquellas madres que de manera voluntaria entregan a su hijo en adopción y que con frecuencia lo hacen como un camino alternativo y ético frente al aborto. Estas heroínas ven en la adopción una esperanza para sus hijos, desean brindarles un futuro que ellas no pueden asegurar y finalmente se separan de sus bebés como una forma de sacrificarse por ellos.

Entiendo que en muchas ocasiones se piensa en las madres biológicas con poco respeto, precisamente porque se asume que toda madre que da a su hijo en adopción lo hace porque se le ha suspendido la patria potestad de sus hijos debido a negligencia, abuso o malos tratos, poniendo en la misma clasificación a aquellas que asumen responsablemente la gestación y el post parto y voluntariamente deciden entregarlo a una casa legitimada para gestionar adopciones.

Claramente mis comentarios están destinados a las segundas que, por situaciones económicas, la falta de apoyo del progenitor y familia, deciden en un acto de virtud dar a sus hijos un mejor futuro.

Principalmente hablo de las madres porque son ellas las que toman de manera voluntaria esta decisión, pero también de manera voluntaria y teniendo la posibilidad de hacerlo no optan por la muerte de sus hijos. Eso es algo poco valorado, que he aprendido a aquilatar con el alma cada vez que abrazo a mis hijos.

Desearía que ninguna mujer tuviera que pasar por esta decisión, que los casos de agresiones contra la mujer y los factores económicos no determinaran esta realidad que se vive principalmente en países donde muchas de las personas viven grandes carencias, pero desgraciadamente esto es así. Por esta razón deseo que podamos ser más conscientes de esta realidad y solidarizarnos cada vez más con estas mujeres y con las instituciones de asistencia pública o privada que proveen de ayuda de todo tipo a las mujeres que tiene que pasar por situaciones extremas.

Es necesario hacer un llamado a las familias, a las instituciones de enseñanza, a la sociedad en general para establecer los valores desde la primera infancia, para poder hacer cambios significativos en nuestra sociedad, principalmente elevo una exhortación a los varones progenitores para que no abandonen a sus mujeres y se responsabilicen para que estas historias no se multipliquen y más bien seamos todos juntos Estado y sociedad factor de cambio hacia una sociedad más justa y más humana.

Quisiera presentar a continuación comentarios hechos por madres biológicas que se sinceraron a través de una red social y que el periódico Heraldo de Honduras publicó el 22 de octubre de 2015, que siguen siendo vigentes para explorar el drama poco conocido de estas mujeres:

"Di a mi hijo en adopción hace 20 años, pero desearía que algún día viniera a buscarme".

"Estoy dando a mi bebé en adopción. En verdad no quiero hacerlo, pero siento que es la mejor opción".

"Di a mi hijo en adopción. Un mes después visité a mi familia y ahora paso todo el día con mis sobrinos pequeños. Sin embargo, ya no soy la tía divertida que solía ser".

"Me aterra que cuando mi hija me encuentre, se enfade conmigo por haberla dado en adopción".

Abajo aparece la dirección electrónica para que consulten la nota completa. Con estos pocos mensajes podemos sensibilizarnos sobre la realidad, espero que sirva como un homenaje a aquellas mujeres que han hecho para nosotros - las familias que reciben a los hijos del corazón- de nuestro mundo un lugar más feliz.

Quisiera además puntualizar que las madres biológicas son personas de carne y hueso con fortalezas y debilidades. Cada una de ellas tuvo que vivir un hecho difícil y doloroso, en el cual vieron en la adopción una esperanza para el futuro de sus hijos.

Llegado el momento quisiera poder dar a mis hijos una idea más clara sobre esta realidad que les tocó vivir y un corazón más sensible para entender la experiencia por la que tuvieron que pasar sus madres biológicas, que es parte de nuestra realidad. Que esta realidad los ayude a comprender su propia historia y evitar respecto a su verdad, dar juicios de valor.

Leer esta nota:
http://www.elheraldo.hn/otrassecciones/
ademashoy/893062-365/las-tristes-confesiones-de-
padres-que-dieron-a-sus-hijos-en-adopci%C3%B3n

REFLEXIONES INACABADAS EN TORNO A LA ADOPCIÓN EN MÉXICO

¿Qué hay en torno a leyes que no se han concretado a favor de la adopción y qué están haciendo en los estados y a nivel federal con relación a este tema?

Como vimos anteriormente existen lagunas entorno a la adopción que poco se han reflexionado, justo sería para los que estamos a favor de la adopción tratar de allanar el camino para los próximos protagonistas de estas historias.

¿Qué cosas desde nuestras trincheras pueden ayudar a la sociedad a promover la cultura de la adopción? Esta reflexión es una lista inacabada de acciones, algunas de ellas se han promovido en las instancias legales a través de organizaciones civiles que están trabajando en el tema, pero algunas otras desgraciadamente se han aplazado o se han descartado.

Estoy segura de que si como sociedad promovemos estas políticas podremos ver cambios substanciales favorables a la adopción que permitirá a los menores, así como a las familias, transitar de manera más llana en este camino tan maravilloso.

De acuerdo con la UNICEF, México es el segundo país de América Latina donde existen más niños huérfanos: Más de 1.5 millones de niños están en esta situación. Obviamente estas cifras nos hablan de una problemática que debe de ser atendida de manera inaplazable.

Hablábamos anteriormente de que cada estado de la república mexicana cuenta con diferentes políticas y procedimientos; aunque se cuenta con una coordinación nacional no existe una homologación de los trámites lo que hace, por diferentes factores, que los procedimientos en lo referente al menor sean menos ágiles, eficientes y oportunos.

En términos de la protección es indispensable el seguimiento después de la adopción, pues este proceso no debe de terminar con la entrega de un menor a los padres. Las autoridades deben de ser enfáticas en verificar el bienestar del menor por parte de las Instituciones correspondientes y constatar el éxito de las políticas aplicadas.

Las familias adoptantes en su mayoría hacen hincapié en los trámites y plazos que son indefinidos, largos en su mayoría. Obviamente este tema es discutible porque finalmente de lo que se trata es el verificar la idoneidad de las familias. Lo que es un hecho es la necesidad de capacitar a los profesionales que apoyan estos procesos: trabajadores sociales, abogados, psicólogos para que su labor sea cada vez más ágil y sensible a las necesidades apremiantes en este tema.

Otra de las necesidades de las familias es lo correspondiente al apoyo que puedan recibir las familias adoptantes para el desahogo de los trámites concernientes a la adopción. No existe el apoyo por parte de los empleadores para otorgar tiempo para los trámites, todo debe de solicitarse a criterio, sin leyes claras en el tema.

Una necesidad es el de homologar los 40 días del parto en el caso de invalidez por embarazo con un tiempo prudente para las madres adoptivas que necesitan de igual manera de este tiempo para fortalecer el vínculo con los menores y realizar todos los trámites posteriores a la entrega como son los relacionados con la patria potestad y salud del menor.

¿Qué es lo que se está haciendo para promover la adopción de niños mayores de 4 años que es la población más afectada y que actualmente constituye la población más alta en las casas hogares en México? Este tema debe de ser analizado a profundidad, así como la cantidad y calidad de los servicios de cada una de estas casas hogar que apenas son superiores a 879 en todo el país y que para las cifras de orfandad quedan absolutamente rebasadas.

También es necesario brindar apoyo psicológico a las madres biológicas después del proceso de adopción de tal forma que esta decisión no provoque estragos emocionales que les impida desarrollar, en el futuro, relaciones sanas.

En el ámbito privado es necesario proveer a las escuelas tanto públicas como privadas de las herramientas para abordar las necesidades emocionales especiales de los niños y padres protagonistas de la adopción.

La invisibilidad de las necesidades de nuestros niños requiere de nuevas palabras para no intentar normalizar lo que es especial. Los procesos de adaptación en las familias son situaciones que debe considerar la escuela porque representa una carga de estrés adicional que no es advertida y por consiguiente confundida con otros factores en la esfera de lo escolar. (Titos, Morales, González, Moya , & Castillo, 2015)

Continuando en el ámbito de lo privado es necesario que las familias protagonistas de la adopción encuentren espacios de apoyo, busquen y procuren estos espacios de interacción con otras familias que están pasando por los mismos escenarios, circunstancias, y por qué no decirlo problemáticas. Estos foros serán un lugar de intercambio, de formación y de ayuda, que es indispensable para los padres y para los hijos.

QUÉ HACER DURANTE LA ESPERA

El tiempo de espera lo podemos situar en dos momentos: el primero y más angustioso es una vez que se ha tomado la decisión de la adopción, todos los pasos que deberán seguir hasta que nos dan el sí. El segundo momento en la espera diremos que es el lapso que inicia una vez que recibimos el acta de idoneidad y que concluye con la llegada del nuevo miembro de la familia, esta etapa puede demorar cerca de un año y en ocasiones hasta más, así que una vez que se termina la presión de todos los trámites y que por fin llega la "tranquilidad" de la espera es una perfecta oportunidad para prepararse como pareja al feliz encuentro.

Las esperas en la adopción se llenan, por eso es necesario cargarnos de paciencia, porque la tentación es llenar este tiempo de desesperanza, ansiedad, incertidumbre, preocupación, de ausencia de estímulos, centrados en un ciclo destructivo que no es sano en lo personal ni como pareja.

Un error recurrente entre las familias que esperan es centrarse en la espera y dedicar mucho de su tiempo a imaginar y preocuparse en porqué los días pasan y no se reciben noticias al respecto. Mantenerse en esta tensión no es sano porque puede desencadenar una serie de aspectos poco positivos para la salud física y psicológica del matrimonio. Lo mejor es aprovechar sanamente el tiempo.

Dependiendo de la Institución que se haya elegido para realizar el trámite de adopción se tendrá un poco más de certeza en cuanto a la edad y sexo del niño que viene. Esto te da un buen rango para prepararte en temas específicos relacionados con el bebé.

Los preparativos deberán ir desde lo más básico, que sería el acondicionar el lugar donde estará el bebé en casa. En este tema en particular, posiblemente no tengas certeza de la edad, pero si algún rango del que puedas partir para cometer los menores errores y que puedan recibir a tu hijo en cualquier momento. Puedes pensar en colores neutros y en el mobiliario indispensable, como son la carriola, la cuna o cama, un ropero o cajonera. Pide prestados aquellos objetos que podrás comprar si llegaras a necesitarlo como el bañador. Necesitas tener solo un kit de artículos indispensables para que no tengas que estar a la prisa cuando el bebé llegue y que te permitirá recibirlo en calma.

Obviamente esto no deberá consumirte mucho tiempo y no debiera ocupar gran parte de tu pensamiento y entusiasmo. Busca uno o dos biberones que puedan sacarte de apuros para que no estés buscando opciones; un mameluco y un par de cada pieza de ropa interior (2 camisetitas, 2 pares de calcetines; un paquete chico de pañales) que puedan estar en el rango de edad esperado; pide prestado un esterilizador y listo tendrás lo suficiente.

Mi recomendación es que no compres más ropa ni artículos que no necesitas en este momento, porque crea mucha ansiedad y eso es lo que menos necesitas en el tiempo de espera. Guarda estas cosas en una pequeña maleta y no la abras hasta llegado el momento.

Existe además una gran cantidad de literatura que puede constituir un tesoro para el sano crecimiento de tu bebé y cómo irás afrontando su desarrollo. Aunque muchas de las parejas contarán con la ayuda de gente experimentada en bebés a su alrededor, qué mejor que una abuela amorosa para enseñarte aspectos básicos de la crianza. La necesidad de aprender a ser mejores padres es indispensable hoy en día, no desaproveches la oportunidad de hacerlo.

Aprovecha tu tiempo para crecer como pareja, disfrútense mucho, todo este periodo de trámites ha representado una verdadera tortura, ahora es un buen momento para enamorarse, reencontrarse, mimarse. Recuerden que con la llegada del bebé mucho de su tiempo será dedicado al nuevo integrante así que qué mejor regalo para su pequeño que un par de esposos amorosos, que han sabido sobrellevar muchas dificultades y que se han renovado uno al otro.

Algo que aconsejo a todas las parejas, ya sea que vivan un proceso de adopción o no, es crecer espiritualmente; busquen maneras de aprovechar su tiempo unidos a Dios y trabajando por hacer de este un mundo mejor, existen infinidad de grupos parroquiales y espiritualidades. Seguramente podrán elegir lo que mejor se adapte a su disponibilidad y propia espiritualidad.

El servicio es un camino muy reconfortante e iluminador porque inicias pensando en dar y resulta que acabas recibiendo más de lo que te imaginas. Dios nuestro Señor tiene un lugar especial para ti dentro de su Iglesia, que mejor que ir allanando el camino para nuestros hijos, dejándoles una herencia que no se corrompe ni marchita.

Si la Institución donde estás realizando el proceso de adopción provee de un directorio de parejas que están en este mismo proceso de espera, únete a las actividades que se desarrollen, crea nuevas amistades que serán una fuente de apoyo para momentos venideros. Ustedes y ellos necesitan del mismo apoyo y necesitarán recorrer caminos y enseñanzas similares. No pierdas la oportunidad de crecer.

LACTANCIA MATERNA

La lactancia materna es una de las formas más eficaces de asegurar la salud y la supervivencia de los niños, entre sus muchos beneficios, está prevenir la malnutrición.

Espero que cuando experimentes la dicha de ser madre puedas aprovechar la gran oportunidad que tienes como mujer y no te abstengas de la dicha de la lactancia materna, no sólo porque puedes brindarle a tu hijo de la mejor alimentación, sino además porque con este acto de amor podrás aprovechar la oportunidad de fortalecer el vínculo con tu bebé de la manera más hermosa y natural posible.

Lo que puede parecer natural para una madre biológica puede ser posible para una madre por la vía de la adopción. Yo no lo sabía.

Cuando pensaba en mis hijos, una imagen venía a mi mente con frecuencia, el poder amamantarlos; incluso el ver a mamás dando pecho me proyectaba al momento en que yo pudiera tener mis propios hijos. Tenía planeado que lo único que recibirían durante sus primeros meses de vida fuera mi propia leche. Pero las cosas no siempre salen como lo planeamos.

Después de darme cuenta de que no podría quedar embarazada, venía a mi mente esa imagen, pero en ese momento pensaba que no era posible para mí, que era un regalo exclusivo para madres biológicas por lo que se trataba de un sueño que debía abandonar. Recuerdo que cuando mis amigas comenzaban a tener hijos, promovía la lactancia materna porque verdaderamente me parecía que sería una lástima no aprovechar ese regalo.

La llegada de mi primer hijo fue todo un acontecimiento, llegó cuando tenía un año y medio de vida. Por la edad las posibilidades de amamantarlo eran casi nulas, pero, aunque hubiera existido esta posibilidad yo no lo sabía. No existía mayor información, de hecho, hoy en día existe poca información al respecto.

Con el tiempo me doy cuenta de que el camino para los padres por la vía de la adopción es cuesta arriba en muchos aspectos, pero supongo que es parte de la tenacidad con la que debemos de contar para superar las pruebas que vayan cruzando por nuestro camino.

Cuando supimos que por fin llegaría nuestra hija menor, la verdad es que no me preparé, no contaba con información y desgraciadamente llené mi tiempo con otro tipo de preparativos. La lactancia materna no estaba en mi radar (espero que no te pase).

Cuando recibimos a nuestra princesa nuestras vidas cambiaron enormemente; nuestro hijo mayor ya tenía ocho años, sus necesidades eran más demandantes, ya había pasado el tiempo de biberones y pañales, había que familiarizarme nuevamente con estas tareas.

Ya tenía nuestra nena un mes con nosotros cuando una amiga vino a conocerla, entre todas las cosas que platicamos, ella me hizo un comentario que para mí fue toda una revelación. Me preguntó si le estaba dando pecho, aunque para ese momento sí había escuchado de esa posibilidad, pensé que eran técnicas complicadas exclusivas para los primeros días de vida, dado que ya tenía tres meses era imposible para mí. Mi amiga me recomendó contactar a la Liga de la leche, desgraciadamente se atravesó la temporada navideña y ya no pude encontrarme con la líder que me asignaron.

Traté de hacerlo yo sola desde casa y aunque mi hija sí se prendió en mi pecho, después de varios días de infructuosos intentos desistí en la tarea; sentí que nos estábamos estresarnos mutuamente, y lamentablemente paré en mis intentos, aunque lo poco que duró fue una experiencia que aquilato enormemente en mi corazón.

No cabe duda de que un asesoramiento y apoyo adecuados en materia de lactancia materna es esencial para que las madres y las familias inicien y mantengan prácticas óptimas de amamantamiento. Por eso es importante que en el tiempo de espera de tu bebé te prepares y asesores para que al momento de la feliz entrega estés preparada y puedas disfrutar de este gran regalo de vida.

En la experiencia de otras madres por la vía de la adopción, la lactancia es sobre todo comunicación madre-hijo, una forma de transmitir amor y seguridad en el lenguaje que los bebés captan a la perfección. (Bebés y más, 2018)

La Organización Mundial de la Salud (OMS) promueve activamente la lactancia natural como la mejor forma de nutrición para los lactantes y niños pequeños. Es importante promover una mayor comprensión de la lactancia como un elemento importante en el desarrollo saludable de madre a hijo. (México, 2018)

La correcta estimulación del pecho es lo que determina la capacidad de producir leche, por esta razón es indispensable que la estimulación se realice frecuentemente y al menos dos meses antes de la llegada del menor. La lactancia adoptiva depende más del niño que de la madre.

Existe la tentación de usar medicamentos como anticonceptivos combinados para imitar los cambios hormonales propios de la gestación, pero dado que es perfectamente posible iniciar lactancia en madres por la vía de la adopción con la sola succión del niño y que, no existe ninguna evidencia de la necesidad de medicamentos de este tipo para lograrlo, es posible que una buena técnica de succión logre los resultados positivos esperados. (Valdés, 2007)

También se ha intentado recomendar el uso de medicamentos galactogogos para inducir el aumento de la prolactina, sin embargo, para estos últimos, de acuerdo al Departamento de Medicina Familiar de la Escuela de Medicina de la Pontificia Universidad Católica de Chile (PUC), no existe ninguna publicación que avale su uso en madres por la vía de la adopción. Incluso el uso de estos fármacos no garantiza el éxito en madres biológicas, teniendo como resultado una calidad muy pobre de leche materna. (Valdés, 2007)

Antes de iniciar es importante que identifiques las razones y las expectativas en torno a este tema. La meta no debería ser llegar a la lactancia materna exclusivamente, sino vivir una experiencia de cercanía con tu hijo. Además, aun cuando la leche sea poca, le aportará algunas substancias únicas de la leche materna, que además de alimentarlo, lo protegerán. (Valdés, 2007)

Ahora bien, es necesario aclarar que el éxito de la lactancia materna implica esfuerzo, de ninguna manera es un método fácil, exige dedicación, tiempo, apoyo y disciplina, pero sin duda la recompensa es grande.

LA HISTORIA PERSONAL DE SU HIJO.

Una de las dudas más comunes a las que se enfrentan las familias por la vía de la adopción es el cuándo y el cómo decir a sus hijos que llegaron por la vía de la adopción.

Es importante primeramente que desde el tiempo de espera preparen como familia un álbum personal donde vayan recopilando sus experiencias antes de la llegada de su hijo. Ese será el inicio de su historia que se une a la suya y también forma parte de la historia personal de tu hijo.

Cuando es pequeño es importante hablarle como pequeño, pero deben de empezar a introducir las palabras clave: adopción, amor, padres. Hagan un pequeño cuento que sea para él fácil de entender, en el cual claramente conciba que él no nació de la pancita de mamá.

Es necesario que lo hagan de la manera más alegre que se imaginen, haciendo énfasis en la felicidad que su llegada ha traído a su familia. Sin embargo, es necesario contar todo lo que sepan de su historia en los términos que él pueda entender. Si todavía sientes que la garganta se te cierra y que los ojos se llenan de lágrimas, espera a que pase este lapso de emoción contenida. Tu hijo debe experimentar dicha al escuchar de ustedes su historia, sino podría asociarlo a un motivo de dolor para ti y hacer de esto algo negativo.

Por salud mental de su hijo y de ustedes tengan cuidado de no introducir juicios de valor negativos hacia las personas que integran su filiación biológica, más bien, otra vez, el énfasis está en su familia y el amor tan grande que los une.

Esta historia debe de ser lo más fiel posible, es un derecho que todos los niños tienen. Recuerda que, si vas atrasando la verdad sobre su origen, sin querer estarías haciéndole pensar que la adopción es algo malo.

Existe un acuerdo entre especialistas en el cual se debe hablar de la adopción lo más temprano posible, pero quizá comenzará a entender un poco más a los dos años. De esta manera su hijo irá integrando la palabra adopción con naturalidad en su vocabulario. La comprensión total del significado de la palabra lo hará a lo largo de los años y de manera progresiva.

Recuerdo que con mi primer hijo quisimos hacerle una historia para contar de su llegada, pero fue tan metafórica que el niño realmente pensaba que un ave lo había traído a casa. Recuerden que los niños son literales así que guarden un poco las metáforas para después como una forma de comparación: "... así fue como llegaste y yo sentí como que los mismos ángeles tocaron a mi puerta..."

Lo que es un hecho es que cada persona es distinta, no sabemos qué estados emotivos vayan a pasar por su mente de nuestro hijo en cada etapa de su vida, pero estaremos ahí para ayudarlo y darle el apoyo que necesite, por tal razón es sumamente importante que no guarden información y que cada vez que él pregunte o ustedes toquen el tema sea con naturalidad.

Transmitir confianza a su hijo para que vaya forjando su personalidad en un ambiente seguro y sobre todo lleno de amor. Esta es una labor importante de las familias por la vía de la adopción, generar un clima cálido de comunicación que prevenga los problemas de crisis de identidad en etapas futuras.

¿QUÉ DICE LA IGLESIA ACERCA DE LA ADOPCIÓN?

Me gustaría recordar algunas de las enseñanzas que nuestra amada Iglesia Católica nos ha regalado a través del tiempo en torno a la adopción.

Benedicto XVI en su carta encíclica "Caritas in Veritatis" menciona que la apertura a la vida es la que nos da el verdadero desarrollo, en cambio cuando se suprime la vida no existe la motivación y energía para esforzarse en el servicio a los demás y en la ayuda recíproca.

Juan Pablo II en su carta encíclica "Evangelium Vitae": La familia es el santuario de la vida, es quien puede dar testimonio eficaz de los valores. La iglesia está cercana a los esposos que acogen y amparan por medio de la adopción, porque a la familia le corresponde la tarea de anunciar, celebrar y servir el evangelio de la vida.

"Una expresión particularmente significativa de solidaridad entre las familias es la disponibilidad a la adopción o a la acogida temporal de niños abandonados por sus padres o en situaciones de grave dificultad. El verdadero amor paterno y materno va más allá de los vínculos de carne y sangre acogiendo incluso a niños de otras familias, ofreciéndoles todo lo necesario para su vida y pleno desarrollo".

En el encuentro con los jóvenes de umbría las palabras del Santo Padre Francisco fueron: "¡Pero el Espíritu Santo suscita siempre respuestas nuevas a las nuevas exigencias!... Son una riqueza inmensa.

Nos ayudan todos. Y después están las diversas formas de acogida: la tutela, la adopción, las casas-familia de varios tipos... La fantasía —me permito la palabra—, la fantasía del Espíritu Santo es infinita, pero es también muy concreta. Entonces desearía deciros que no tengáis miedo de dar pasos definitivos: no tengáis miedo de darlos".

Sumamente alentadoras estas palabras para los que experimentamos la infertilidad biológica, porque nos motivan a dar pasos en fe de la mano de Dios que se concretan a través del Espíritu Santo que nos capacita para dar los pasos definitivos en la concreción de nuestro anhelo a través de los medios disponibles como la adopción.

En la audiencia que el Papa San Juan Pablo II dio a los participantes en el encuentro de las familias adoptivas organizada por las Misioneras de la Caridad el martes 5 de septiembre de 2000, Él habla acerca del movimiento para las adopciones realizado desde el corazón de la madre Teresa, que representa a todas las familias adoptivas del mundo, palabras que resuenan ahora con el mismo ánimo de ese momento: "Me alegro por este encuentro... Adoptar a un niño es una gran obra de amor. Cuando se realiza, se da mucho, pero también se recibe mucho. Es un verdadero intercambio de dones".

El santo Padre San Juan Pablo II en este mismo encuentro de familias adoptivas habla de las grandes contradicciones que se presentan en el mundo, numerosos niños que se quedan sin familia por variadas causas, así como la gran cantidad de familias que deciden no tener hijos en muchas de las ocasiones por motivos egoístas.

Algunas familias son presas del desánimo, sigue diciendo el Santo Padre, por las dificultades económicas, sociales y burocráticas con las que tienen que enfrentarse. Otras familias deciden transitar más allá de la ayuda legítima que la ciencia médica puede ofrecerles, recurriendo a prácticas moralmente inconvenientes.

Ante esta realidad el Papa San Juan Pablo II nos recuerda que la ley moral existe para llevar al hombre a la plenitud y que existen alternativas concretas en el amor como es el camino de la adopción. "Familias como las vuestras están aquí para decir que este es un camino posible y hermoso, aunque con sus dificultades; un camino, además, hoy más transitable que ayer, en la era de la globalización, que acorta todas las distancias".

El Santo Padre menciona una realidad que se produce en la adopción: "La relación que nace es tan íntima y duradera, que no es en absoluto inferior a la fundada en la pertenencia biológica. Cuando, como sucede con la adopción, también está tutelada jurídicamente en una familia unida de modo estable por el vínculo matrimonial, asegura al niño el clima sereno y el afecto, a la vez paterno y materno, que necesita para su desarrollo humano pleno".

Por último, recordó que con los hechos el que adopta hace eco de las palabras de la madre Teresa que dijo: "Si no quieren a sus hijos traédmelos a mí". Siendo imitadores de Santa Teresa nos ponemos con Cristo a favor de los niños.

En las conclusiones del Congreso Teologal-Pastoral realizado en el Vaticano: "Los hijos, primavera de la familia y la sociedad", el consejo pontificio para la familia redactó las siguientes conclusiones en octubre de 2000:

Hemos sabido, con emoción, que se están llevando a cabo iniciativas en ámbitos sumamente diferentes, pero todas encaminadas a salvar al niño del abandono cuando ambos padres han fallecido o cuando los niños son "huérfanos de padres vivos"(9). La adopción por parte de matrimonios puede ser un testimonio concreto de solidaridad y amor (10). En su gratuidad y generosidad, la adopción es un signo que indica que el mundo debería saber acoger a los niños. Las parejas estériles que eligen la adopción son un signo elocuente de caridad conyugal ejemplar (11). Por desgracia, muchas parejas tienen la tentación de recurrir a técnicas inmorales de procreación artificial, que se insertan en una mentalidad de "niño a toda costa" y de "derecho al niño", que están en contraste con la Revelación divina sobre la procreación como don de Dios, y sobre la sexualidad matrimonial como cooperación con Dios creador (12). La paternidad responsable conlleva una profunda relación con el orden moral establecido por Dios (13).

PARTE 2

HISTORIAS DE ADOPCIÓN.

LA ADOPCIÓN PUEDE SER UNA REALIDAD PARA NOSOTROS

En nuestro noviazgo como ya les comenté, habíamos platicado sobre la posibilidad de adoptar, pero sin duda el día que recibimos la noticia más clara acerca de nuestra condición de infertilidad, la recibimos con sorpresa como les pasa a todas las parejas; era algo que no esperábamos. Sabíamos que las conclusiones de esta prueba podrían ser definitivas e incluso en el camino a la consulta platicamos nuevamente de la posibilidad de la adopción.

Algo que recordamos con un poco de humor es cómo el doctor estaba más nervioso que nosotros, batalló para darnos la noticia, acto que nos pareció muy sensible de su parte. Nosotros le respondimos casi al unísono nuestro deseo de adoptar, él se quedó sorprendido de nuestra respuesta y nos dio varios cumplidos.

Después de la noticia, le pedimos a Dios la gracia de tomar aquella noticia como un regalo y le pedimos que nos diera la fuerza para entender el plan perfecto que este camino significaba para nosotros dentro de sus designios de amor.

Hay un pasaje dentro de la escritura que habla acerca de la vida de Abrahán (Gen. 15) donde Dios le promete descendencia y le dice que serán como las estrellas del cielo. Ese pasaje palpitaba muy hondo en nuestro corazón porque sentíamos que era una promesa para nosotros como pareja. Más tarde complementamos este pasaje con la escritura de Mateo 3,9 "Dios puede hacer surgir de estas piedras hijos de Abrahán". Y esto lo hemos constatado día con día, nuestros hijos son totalmente nuestros por misericordia y amor de Dios solamente.

A partir de ahí, todo parecía estar muy tranquilo, ya no era necesario hablar de nuestro problema, estábamos seguros en la decisión que habíamos elegido. Era tiempo de hablarlo con nuestros padres. Creo honestamente que en la medida que comenzamos a compartir nuestro problema y deseo a nuestros seres queridos pudimos comenzar a conocer lo que verdaderamente había en nuestro interior. Fue muy confortante sentir el apoyo de nuestra familia, pero había que iniciar el proceso de adopción.

Pasaron algunos meses cuando ya nos decidimos a analizar más en conciencia los lugares donde podríamos iniciar nuestro proceso. En ese tiempo estábamos sirviendo como voluntarios en una casa hogar con niños en condición de desamparo; comenzamos a tener contacto con uno de los niños y nos encariñamos mucho con él, al tiempo supimos que se estaba gestionando un proceso de pérdida de patria potestad del que muy seguramente podría venir la adopción.

La religiosa que dirigía la casa hogar nos ayudó a contactar al instituto correspondiente para ver la posibilidad de iniciar el trámite de adopción de Juan que en aquel tiempo tenía 6 años recién cumplidos. Cabe mencionar que la casa hogar sólo se encargaba de albergar a los niños, pero no atendía su situación legal, de eso sólo se encargaban las autoridades correspondientes que conocían los expedientes y llevaban los casos específicos de cada uno de los niños que ahí vivían.

El proceso se fue haciendo largo; manteníamos la comunicación con la procuraduría del menor, pero dado que la pérdida de la patria potestad no estaba finalizada no podíamos iniciar ningún trámite. Hicimos algunas visitas, pero todo era infructuoso, sentíamos que el trámite transcurría con mucha lentitud. Fueron algunos meses de mucha inquietud, hasta que en una de las ocasiones nos dijeron que habían encontrado un familiar que estaba reclamando la patria potestad del pequeño. Estábamos felices por Juanito, pero nuestro corazón lloraba por no poder ser sus padres.

Nuestro voluntariado en la casa hogar era el de ser padrinos espirituales de uno o varios de los pequeños. *Nosotros* éramos padrinos de dos de ellos. Nuestra labor consistía en darles un seguimiento con llamadas semanales, de tal forma que los inspiraran en positivo en todas las áreas de su vida para que en la medida de lo posible pudieran tener una infancia feliz, con gente que los animara y los apoyara espiritualmente en oración y consejo.

En esa ocasión era semana santa y las madres nos invitaron a vivir los oficios en la casa y participar en las actividades para los niños.

El sábado santo, ya enrolados en la convivencia y actividades para los niños junto con otro grupo de voluntarios en la casa hogar, notamos que las religiosas estaban un poco atareadas, más que de costumbre; como nosotros estábamos apoyando en el cuidado de los niños no notamos que esa tarde las madres habían tenido una visita inesperada.

Por alguna razón la Institución encargada no había podido darle entrada al cunero a un bebé de dos meses, que por situaciones legales no podía permanecer al cuidado de sus padres. Como las madres tenían algunos niños cuyos casos se revisaban en ese distrito judicial, la juez encargada del caso solicitó a las madres recibir al pequeño para que estuviera al cuidado de ellas por ese fin de semana. Así el menor contaría con cuidados apropiados y sería recibido el lunes en el cunero de dicha institución. Cabe mencionar que era la primera vez que un bebé llegaba a la casa hogar porque su labor se enmarcaba en recibir a niños en vida escolar de 5 a 12 años, está llegada las había tomado por sorpresa, de tal forma que las religiosas tuvieron que hacer una gran labor para proveer de un lugar digno para este visitante.

Ya en la cena, las religiosas nos presentaron al recién llegado y nos compartieron que tuvieron que solicitar a algunos de sus benefactores todo lo que hacía falta: cuna, biberones, cobijitas, pañales, leche, esterilizadores, etc. Todo lo que se necesita para poder darle a este bebé un trato digno. Gracias a Dios, su providencia no se hizo esperar, y antes de llegar la noche el bebé estaba provisto de todas estas cosas y de lo más hermoso, el amor desinteresado de estas almas generosas que aun sabiendo que sólo era por un fin de semana no querían que este angelito se quedara sin gozar de todo lo necesario. Cabe mencionar que llegó a la casa prácticamente con lo que traía puesto y nada más.

La verdad sea dicha, de tan cansados que estábamos por las actividades de los niños, no prestamos tanta atención a todos los detalles ni al esfuerzo titánico que las hermanas tuvieron que realizar para darle la bienvenida al pequeño.

Este chiquito llegó a un lugar donde era querido y cuidado, la madre superiora de manera admirable se encargó del cuidado del bebé desde el primer momento.

En la mañana del domingo tuvimos el desayuno con las hermanas y nuestra última actividad con los niños, porque después de la comida teníamos que partir de nuevo a casa. No supimos mucho más del bebé hasta unos meses después.

Llamábamos regularmente a la casa, pero solicitábamos hablar con nuestros ahijados, en esas llamadas nos contaban de sus progresos escolares y de todas las cosas que ellos quisieran compartirnos, de esas llamadas nos enteramos de que el pequeñín seguía en la casa hogar.

Nosotros por nuestro lado seguíamos hablando a la Institución de adopción y dando seguimiento de nuestro caso.

Esa mañana en la oficina recibí una llamada de las madres, me extrañó porque regularmente éramos nosotros los que llamábamos, pero en esa ocasión era la madre superiora la que decidió contactarnos.

-Margarita, me dijo, -Noté en su voz que estaba agitada-

- ¿Qué pasa madre?, le pregunté ¿todo bien por la casa?

-Sí, todo bien, -me contestó- ¿recuerdas al bebé?

-Claro madre, dígame.

-La Institución nos dice que estará listo para adopción y yo pensé en ustedes. -No cabía de asombro.

-Ella siguió diciéndome- Mira si ustedes quieren pueden iniciar los trámites para adoptarlo, va a estar difícil, pero si le echan ganas nosotros los apoyaremos.

-Mira Margarita (sentí que en esas palabras ponía todo su corazón, era como si la propia madre del bebé me hablara) nosotros lo queremos mucho y queremos lo mejor para él, no queremos que esté con otra familia sólo con ustedes.

Yo seguía sin articular palabra, pensé en Juan, ¿qué pasaría si iniciáramos el proceso con este bebé? ¿Se anularía, el otro proceso? Le hice ver a la religiosa que nos honraba mucho con sus palabras, pero necesitaba hablar a la Institución y ver los inconvenientes de iniciar un nuevo proceso, porque honestamente no sabíamos nada al respecto.

Tenía además que hablar con mi esposo, pero le hice ver que sí estábamos dispuestos a echarle todas las ganas. En mi corazón sentí que era una muestra de la providencia de Dios. Ahora lo equiparo como cuando el doctor te dice que estás embarazada.

Le hablé a mi esposo y le conté de la llamada, él me pidió que no me acelerara y que hablara al DIF. Juan Manuel al igual que yo sintió que esa llamada tendría que significar algo, y si era la voluntad de Dios, pondríamos todo de nuestra parte para darle un hogar a este posible hijo que tocaba a nuestra puerta.

Me contacté con la Institución y nos dijeron que el inicio de un nuevo trámite no cambiaba en nada el proceso que se seguía con Juanito, que las cosas podían ser muy lentas en su caso, porque todavía no se presentaban sus familiares y ya no se habían contactado con ellos.

Así que no quedaba duda, esa llamada de las madres era la providencia de Dios para nosotros. Nos había preparado para tener un hijo y ese milagro ya estaba vivo. Hablamos Juan Manuel y yo, fue una plática de mucha esperanza y alegría, pero ahora venía lo bueno, echarle muchas ganas para hacer los trámites correspondientes.

Por supuesto nos contactamos con la madre superiora, ella estaba sumamente contenta, pero de nuevo nos dijo que teníamos que agilizar el proceso porque ellas no podían hacer nada, todo quedaba en manos de la autoridad si cumplíamos con todos los requisitos para el proceso de adopción.

A distancia solicitamos que nos dieran todos los requerimientos y juntamos toda la papelería que necesitábamos. Tan pronto como nos fue posible conseguir todo lo que se nos solicitaba, hicimos nuestro primer viaje para conocer al que sería nuestro primogénito. Aprovechamos para llenar la solicitud y dejar toda la papelería.

Desde esta primera visita, las autoridades de la Institución a cargo del trámite nos dejaron muy claro que no sería un proceso fácil. Se nos hizo ver que iniciábamos como cualquier otra pareja y que, aunque nosotros conocíamos al menor, no podían asegurarnos de que ese preciso bebé sería el que nos fuera asignado. Entraríamos al trámite como cualquier otra pareja y que sería el equipo de adopciones quienes revisarían nuestro caso.

Algo que nos detallaron las madres es que el bebé se quedó con ellas porque, aunque las autoridades habían solicitado el cuidado sólo por un fin de semana, no se presentaron hasta un mes después. Las religiosas le hicieron ver a las autoridades que se trataba de una persona con sentimientos, que el niño ya había establecido vínculos en casa y que no permitirían que pasara por otra pérdida en tan poco tiempo: de los brazos de la madre biológica, a los brazos de la madre adoptiva, de ahí al juzgado, de ahí a la casa hogar y ahora a un cunero. Eso era demasiado para una criatura, ellas se comprometieron a cuidarlo hasta que llegaran la familia definitiva del bebé.

Por esas fechas, al dar seguimiento del trámite de Juan nos enteramos de que una de las abuelas había reclamado la patria potestad del niño y que sería llevado a su casa con ella. Ya no pudimos despedirnos de él personalmente, cosa que nos dio mucha tristeza, las madres nos contaron que llegaron a recogerlo y que había sido mejor así para que su transición a su familia fuera menos pesada para él. Juanito como muchos niños, a su corta edad, había pasado de cuneros y casas de acogida como en seis ocasiones, ya era bueno que pudiera estar con su familia y recibir el amor que se le había negado por tanto tiempo. Seguimos pidiendo a Dios por él, aunque algunas veces lo hacemos con lágrimas en los ojos.

Ahora con mayor fuerza teníamos que luchar por este bebé. Los meses pasaban y no sabíamos con claridad qué ocurría con el trámite. Las autoridades, y con razón, son muy herméticas para cuidar a las partes involucradas.

Hicimos la parte del trámite concerniente a nosotros desde Monterrey, los estudios médicos, psicológicos, económicos, la visita de la trabajadora social, etc. Ambas instituciones se coordinaron para que todo lo referente a nosotros les llegara por vía propia.

En ese tiempo de trámites visitábamos cada tres meses a las madres y al bebé, o antes cuando el trabajo y la distancia nos lo permitían, aunque también hablábamos por teléfono más constantemente, pero era un sentimiento contradictorio. Por un lado, crecía cada vez más nuestro amor por el bebé, pero por otro lado crecía la incertidumbre porque no teníamos la seguridad que este bebé de nuestros amores llegara a ser nuestro hijo; teníamos que actuar como cualquier otra persona con el niño, porque no queríamos que él se encariñara con nosotros.

Pudimos constatar la necesidad que los niños tienen de una familia, la necesidad que tienen de un padre y una madre. Cómo los niños tienen estas figuras de manera innata, el niño nos identificaba como algo importante para él con solo unos meses de vida.

Cuando llegábamos de visita, el bebé se hacía el que no nos conocía y volteaba la carita para no vernos, le llevaba varios minutos romper la aparente indiferencia que nos mostraba para al fin concedernos que lo cargáramos, pero una vez que nos daba los brazos no se nos despegaba. Esto nos pasaba cada vez que llegábamos a visitarlo. Claro el tiempo iba pasando y mes tras mes los cambios del bebé eran evidentes, pero indudablemente cada vez que llegábamos no nos era fácil que nos diera los brazos. Lo atribuimos a que él mismo sentía que ya era tiempo de partir con nosotros, pero cada vez que lo visitábamos lo volvíamos a dejar, no era justo. Sentíamos que el corazón se nos hacía chiquito cada vez que lo dejábamos. Teníamos miedo de perderlo y también no queríamos que el niño sufriera porque, así como era muy difícil que nos aceptara en nuestra llegada le costaba mucho cuando nos íbamos.

La primera vez que mi mamá me acompañó también fue un momento inolvidable, fue muy bello ver como se hizo una conexión entre ellos, en ese momento conoció a su abuelita y él lo sabía.

El tiempo pasó para nosotros muy lentamente, el bebé comenzó a gatear y luego a caminar. Le festejamos su primer cumpleaños en la casa hogar, los voluntarios y las madres hicieron una fiesta con misa, payaso y pastel. Por supuesto que ahí estábamos nosotros. Los trámites seguían en proceso, no había seguridad en los tiempos.

La cosa se veía muy oscura y no era bueno ni para el bebé ni para nosotros. Súbitamente comenzaron a aparecer las primeras luces en su caso, finalmente y casi después de un año nos dijeron que después de algunas barreras legales que se habían superado podrían agilizarse los trámites favorables a nosotros; brincábamos de alegría: Nos solicitaron que lleváramos al bebé a la institución como parte de este proceso, pero como en película de suspenso, de nueva cuenta, nos dijeron que no significaba que el niño sería asignado a nosotros. Otra vez sería cuestión de esperar.

Las religiosas se quejaron ante la institución por los tiempos tan largos y porque no podía ser que el menor fuera a estar con otra familia dado que el niño había convivido con nosotros por largo tiempo; les solicitaron que tomaran esto en consideración. Claro que ellas no podían influir en el trámite, pero estaban igual de angustiadas que nosotros. La ansiedad de esos días fue espantosa. Tuvieron que pasar seis meses más, para avanzar al siguiente escalón del trámite y en este paso lo que podía suceder era que la familia elegida recogiera al niño.

Gracias a Dios al año seis meses se nos anunció que podíamos disfrutar finalmente de la tutela del bebé, para nosotros esto significó muchísimo. ¡Por fin tendríamos a nuestro hijo en casa!

La adopción plena tardó otro tanto, pero bendito sea Dios nos concedió nuestro anhelo y damos gracias por cada estación que recorrimos en este proceso.

El día de la entrega finalmente llegó. Debido a que teníamos que hacer ante las autoridades el cierre del trámite tuvimos que presentarnos ese día a los juzgados, antes de pasar a la casa hogar a recoger a nuestro hijo.

Ese día fue inolvidable por muchas cosas, pero especialmente recordamos que en esas fechas se hacía la reunión de las religiosas a nivel nacional, debido a esta reunión todas las madres estarían recibiendo enseñanza en una de las casas de la congregación y el bebé iría con ellas. Así que recibiríamos al bebé durante la comida y en compañía de todas las religiosas. Nos preguntábamos ¿cómo nos recibiría nuestro hijo? Nos daba un poco de inquietud.

La madre superiora de la orden tomó al niño en brazos e hizo del acto de entrega una celebración, dijo unas palabras y nos dio al niño en brazos. Nuestro hijo, como si supiera que era un día diferente a los demás de nuestros últimos viajes, hizo que ese día fuera diferente, ya no nos recibió con su aparente indiferencia sino al contrario nos abrió los brazos desde lejos con su carita sonriente, nos abrazó fuerte, nos llenó de besos. ¡Por fin podíamos padres e hijo, demostrarnos todo el amor contenido durante largos meses!

Después de ese gran recibimiento nos llevó con las religiosas que ahí se encontraban, como diciendo estos son mis papás. Nos llevó también al salón del lugar y se sentó al piano (comenzó a golpear alegremente las teclas), salió con nosotros al patio.

Nuestro hijo mostraba su alegría, porque ya nada podría separarnos. Transcurrió la comida con las madres y aquello fue un gozo tan grande que somos incapaces de poder describirlo con palabras.

Con las madres habíamos acordado que cuando esto ocurriera, para hacer la transición de manera más fácil para el bebé, yo me quedaría en la casa hogar a cargo de nuestro hijo por una semana y la siguiente semana la madre superiora se hospedería en nuestra casa para que él no sufriera por la separación.

Así fue como esa primera semana de estadía en la casa de las madres, ya como mamá, pude conocer más a profundidad todo acerca de mi hijo: lo que hacía al despertar, su rutina antes de dormir, lo que le gustaba desayunar y los lugares de la casa que le gustaba visitar. Fue una semana muy hermosa, desde pasar a visitar a los animalitos de la granja, hasta visitar el huerto y comer garambullos que eran sus frutos favoritos.

Juan Manuel fue a recogernos el viernes por la tarde, fue toda una hazaña lograr que se pusiera en la sillita del coche, ayudó mucho la presencia de la madre superiora en el camino, él se sentía feliz.

Ya en casa no tardó en ubicarse y hacerla suya; pronto conoció cada rincón. Debido al cambio de clima le gustaba bañarse a cada rato, así que me empujaba hasta el patio donde estaba la pileta para que lo metiera al agua.

Esa semana también fue de gran enseñanza, rápido asumió una nueva rutina, sabía dónde estaba su camita y a dónde ir al despertar, todo funcionaba perfectamente. Con la familia hubo una conexión inmediata, sus primos lo acogieron inmediatamente, así que no tardó en estar muy apegado a ellos.

Llegó el fin de semana y los últimos días de la presencia de la madre superiora en casa. Venía lo bueno. No sabíamos si verdaderamente se sentía en casa o estaba sólo de visita, ¿qué sentiría al despedirse de ella?

Fuimos a dejarla a la sala de espera y él se despidió dándole un beso y un gran abrazo, de lejos le dijo adiós con sus manitas, después de esto nos abrazó, se subió al carro sin problemas, como era de noche llegó a casa a dormir. Juan Manuel y yo pensamos que tal vez al día siguiente buscaría a la madre, pero para nuestra sorpresa no fue así. El niño había asumido su nueva vida y familia.

Meses más tarde pudimos bautizarlo, fue otro de los momentos que atesoramos muchísimo en nuestro corazón, porque estuvimos acompañados de todas las religiosas de la congregación que hicieron el viaje para acompañarnos, porque mi hijo ha sido muy querido y tuvo por un largo tiempo muchas mamás.

El segundo embarazo del corazón

Éramos sumamente felices con nuestro hijo, gozábamos tanto la paternidad y sin embargo sabíamos en nuestro interior que había espacio para amar más, que este amor podía multiplicarse.

Comenzamos a buscar en nuestro lugar de residencia las instituciones que nos permitieran estar en las listas de espera, estábamos teniendo los primeros contactos cuando por motivos de trabajo a mi esposo le ofrecen moverse de ciudad. Por supuesto este suceso aplazó un poco nuestro anhelo, pero sabíamos que en la nueva ciudad habría una esperanza para nosotros.

Ya instalados en nuestro nuevo hogar supimos que Vida y Familia, A.C. (VIFAC) también estaba en esta ciudad, cosa que nos dio mucha alegría porque teníamos muy buenas referencias de esta institución, así que tuvimos nuestro primer contacto vía telefónica; nos advirtieron que había una larga lista de espera, pero eso no detuvo nuestro interés y decidimos anotarnos en esa lista. Después de unos meses nos contactaron para que llenáramos la solicitud e iniciar al igual que otras parejas el trámite.

Vida y Familia es una institución que tiene como objetivo principal atender y capacitar a la mujer en estado vulnerable durante el embarazo, ofreciéndole alternativas para su desarrollo. No es una institución cuya función sea el dar a niños en adopción sino brindar ayuda para que las futuras madres tomen decisiones responsables en torno a sus vidas, sin embargo, si por situaciones personales no pudieran permanecer con el bebé será entonces cuando después de un estricto escrutinio se brindará una familia para el menor.

Debido a que coincidíamos en la visión de Vida y familia decidimos aplicar con ellos y seguir todo el proceso hasta la feliz llegada de nuestro segundo hijo.

Como parte inicial del proceso se capacita a los futuros padres de familia en muchas áreas relacionadas a la decisión que han tomado, estos cursos se toman de manera semanal y en paralelo va corriendo el proceso de idoneidad de la pareja.

Fuimos doce parejas en este grupo las que comenzamos el proceso juntos. El número de nuestro grupo, el 70. No todas las familias decidieron seguir su proceso con la institución, sin embargo, seguimos en comunicación y reuniéndonos, aunque sea una vez al año con ellos, porque han llegado a ser parte de nuestra familia.

El proceso de idoneidad de la pareja consiste en revisar todos los aspectos personales: psicológicos, sociales, económicos, etc.

En el transcurso de estos estudios y hasta que recibimos de parte de VIFAC lo que llaman carta de idoneidad, en la cual se certifica que la familia cumple con todos los requisitos para recibir a un bebé, debimos asistir a visitas en la institución y se realizaron otras en nuestra casa para verificar que todos los datos fuesen verdaderos, para conocer a nuestra familia más profundamente. Estos estudios buscan asegurar que los pequeños estén con las personas idóneas para amarlos, respetarlos, cuidarlos y que puedan tener la familia que necesitan.

Como parte de este proceso de idoneidad se tiene una reunión con la directora de VIFAC, la Sra. Marilú Mariscal de Vilchis, quien fundó este proyecto hace más de 30 años. VIFAC a lo largo de su historia ha logrado tener presencia en la mayoría de los estados de la república mexicana.

Esta primera visita con ella nos pareció un gesto muy humano de su parte, porque Marilú a pesar de sus múltiples ocupaciones en la institución se da un tiempo para recibir a cada una de las parejas que inician este trámite. A ella le gusta conocer personalmente a cada una de las parejas para tener un primer acercamiento con ellas y porque de alguna forma cada familia comienza una alianza con esta gran familia que es VIFAC.

Juntos en esta plática contestamos algunas preguntas que ella ya tiene preparadas sobre el porqué de nuestra decisión. En el cuestionario también se nos pregunta por el sexo del bebé que anhela el matrimonio tener.

Nosotros habíamos puesto en nuestro cuestionario que indistinto, pero ella con una enorme intuición, sentido humano y sabiendo que sería nuestro segundo bebé, nos preguntó: - "Dado que ya tienen su primer hijo ¿qué es lo que desean?", después volteó a verme a mí y me preguntó: "¿tú qué quieres?". Yo de inmediato contesté una niña, ese era el deseo que existía en el fondo de nuestro corazón.

Sonrió y nos dijo: "si algo podemos hacer por las parejas es cumplirles el anhelo que tienen, al adoptar se puede hacer eso".

Para nosotros este proceso fue un poco más largo de lo normal, Vida y Familia consideró que era necesario que tuviéramos unas visitas con psicología para asegurarse que no existiera ningún proceso de duelo inconcluso y así lo hicimos, nos demoramos más en nuestro trámite, pero todo valió la pena porque estábamos mejor preparados para recibir a nuestra hija.

Por supuesto que recibir esta noticia, no era lo que esperábamos, pensábamos que nuestro proceso podría ser más ágil, tomando en cuenta que ya habíamos pasado por un proceso de adopción con éxito, pero los planes de Dios son perfectos, ahora nos damos cuenta de que necesitábamos pasar por cada uno de estos detalles para poder recibir a nuestra hija, porque sería ella y no otra la que estaba destinada para nosotros. No se pueden adelantar los tiempos.

Dios tenía un plan de amor para nosotros en la espera, ya habíamos concluido con los trámites y visitas, ya habíamos recibido nuestra carta de idoneidad, muchos de nuestros amigos del grupo 70 ya habían recibido a sus hijos y nuestra niña no llegaba. Parece que la paciencia se agota y yo estaba muy ansiosa. Un temor que me tenía muy preocupada era el de la edad; al inicio del trámite estaba en el límite de edad para recibir un bebé por la vía de la adopción. Pensaba que tal vez surgieran trabas de último momento, sólo Dios puede darnos las armas que necesitamos en estos tiempos de incertidumbre.

Ambos Juan Manuel y yo ansiábamos tener ya a nuestra hija en casa, pero no cabe duda de que la familia somos todos los integrantes. También nuestro hijo ansiaba conocer a su hermana, él estaba muy consciente del proceso que estábamos viviendo y a menudo preguntaba ¿Cuándo llegará mi hermana?, en algunas ocasiones nos decía que soñaba con ella.

Una tarde nos avisaron que la última pareja de nuestro grupo había recibido a su bebé, una niña, fue una gran alegría para todos, ya todos nuestros amigos habían concluido su trámite. ¿Y nosotros cuándo?

Un par de meses después decidimos reunirnos como grupo 70, ya teníamos tiempo de no vernos y era un buen pretexto para conocer a la recién llegada, y conocer a los demás bebés de nuestro grupo que no habíamos conocido aún. Cuando llegan los bebés se arma una revolución, todo es nuevo, nos sentimos tan torpes y hay tantas cosas por hacer. Aunado al acoplamiento, hay trámites legales que deben realizarse para concluir plenamente la paternidad.

La reunión fue en nuestra casa, fue un día muy alegre. Ver a cada uno de nuestros amigos con sus hijos ¡Qué cosa tan más hermosa! Otra de las cosas que pudimos constatar en esa reunión es el parecido que los niños van teniendo con sus padres, será la intuición de la Institución, pero nos sorprendió ver cómo los hijos tenían gran similitud con sus padres.

Llegada la noche me comencé a inquietar mucho, no me había pasado antes, al menos no así. Comencé a llorar como Magdalena, no podía controlarme, sentía que ya no podía esperar más, pensaba en todo el tiempo de espera, me preguntaba por qué no llegaba mi bebé. Era una angustia que me oprimía el corazón; comencé a experimentar una lluvia de dudas descorazonadoras: ¿Verdaderamente llegaría nuestra hija?, habían pasado más de 3 años desde el inicio del proceso hasta ese día. Le pedía a Dios un rayito de su corazón. Pensé que no podía aguantar más.

Mi esposo muy paciente, me preguntaba qué me pasaba, yo no quería angustiarlo, no sabía ni qué contestarle, sólo lloraba y lloraba. Él muy amoroso conmigo me abrazó, oró por mí y al fin pude dormir, eso fue un domingo y para el próximo martes estaba recibiendo la llamada de la directora de VIFAC avisándonos que la espera había concluido. ¡Nuestra hija esperaba por nosotros!

Esta llamada es muy especial para cada uno de los miembros de los grupos de apoyo, porque se pedirá que respondas una serie de preguntas específicas relacionadas con las pláticas de preparación que se nos dieron, así que es otro ingrediente más para esta espera estar a la expectativa de las preguntas que se nos harán. En ese momento yo estaba en el carro para recoger a mi esposo del trabajo, mi hijo me acompañaba. Hablaron con mi esposo primero y después se comunicaron conmigo. Ambos pudimos contestar correctamente las preguntas, mi niño de inmediato supo de qué se trataba la llamada y se puso a llorar de la emoción.

A mí, al ser la segunda en contestar, me dieron más detalles de nuestra hermosa niña: su fecha de nacimiento, su peso, la hora en que nos esperarían en la casa hogar y los artículos que debíamos llevar para ella. Las dos caras de la moneda en solo unos días. Ahora el llanto se transformaba en una alegría indescriptible, todo valía la pena.

A esa hora corrimos a comprar los artículos solicitados: un mameluco, pañales, biberones, porque en la mañana del siguiente día sería el gran día que tanto habíamos esperado. Esa noche avisamos a nuestros amigos más cercanos y por la mañana en una hermosa ceremonia, coronada con una misa, se hizo la entrega.

Primeramente, y antes de la misa, la directora de VIFAC nos invitó a pasar a un saloncito donde estaba un hermoso moisés bellamente adornado con nuestra niña. Ella nos dejó solos como familia un momento para tener el primer contacto, el corazón nos palpitaba a mil por hora, estábamos tan emocionados de conocer a nuestra pequeña.

Cosas de Dios, en esa primera mirada le vimos dibujada una sonrisa; nuestro hijo también la veía con fascinación, todos estábamos locos de contentos, tanto que ni siquiera se nos ocurrió cargarla. Fue hasta que regresó Marilú que nos dijo, pero ¿cómo? ¡No la han cargado!, ese momento transcurrió rapidísimo y se quedó grabado en nuestro corazón para siempre.

AMOR Y DECISIÓN.
HISTORIA DE MIRIAM

C omenzaré diciendo que esta aventura de ser padres por adopción ha sido una de esas cosas que se empieza llena de temores, miedos, mucha incertidumbre, y sin la menor idea de cómo nos cambiará la vida.

Antes de casarme estuve trabajando en una clínica de reproducción asistida, ahí me di cuenta de todo lo que somos capaces de hacer como seres humanos para convertirnos en padres, incluso si esto va en contra de la voluntad de Dios. No importa el medio, lo importante es ver hecho realidad este anhelo de ser padres.

Esta experiencia de trabajo me llevó a platicar con mi novio sobre la infertilidad y qué pasaría si en un momento dado ya como casados no pudiéramos tener hijos; si estaríamos dispuestos a elegir la adopción.

En un principio, sólo era una posibilidad remota y llena de especulaciones, que nos llevó a decir un Sí, sin saber nada de lo que implicaba un proceso de adopción. Deseando en nuestro interior que sólo fueran meras ideas y que en eso se quedaran.

Una vez casados y después de un año de no lograr quedar embarazados, de acuerdo con lo visto con anterioridad en mi trabajo, decidimos visitar al ginecólogo para descartar los temores que teníamos de no ser padres biológicos.

En un primer diagnóstico nos informaron que debería iniciar un tratamiento hormonal para determinar que procedería después.

Mi diagnóstico determinó que tenía problemas de ovulación por sobrepeso, nivel de insulina alto e hipotiroidismo.

Seguimos ese tratamiento, pero pasaron los años y no podíamos quedar embarazados por lo que decidimos pedir otra opinión.

Con otro médico, tras otro grupo de estudios todos los diagnósticos coincidían, pero no llegaba nuestro hijo, después se revisó mi esposo y dieron un tratamiento hormonal por bajo conteo de esperma, también un problema de hipotiroidismo, triglicéridos altos, semen en orina, y baja movilidad.

Este fue un tiempo largo en el cual se estimulaba la ovulación y se calendarizaba los tiempos fértiles por lo cual debíamos calendarizar nuestra intimidad para la procreación. Tras un tiempo de medidas infructuosas decidimos buscar ayuda también en el Instituto Nacional de Perinatología, y empezó todo un calvario, ya que eran muchos estudios, primero para mí como mujer y empezar a tratar un desorden hormonal que tenía, aunado a que debía bajar de peso, y mantener una dieta que le ayudaría a los medicamentos a lograr un peso adecuado. En segundo lugar, después de varios meses, pidieron a mi esposo que también él tenía que ir con el urólogo y comenzar toda una serie de estudios al igual que yo, y llevar un tratamiento que elevará la calidad y cantidad de su esperma.

Toda esta situación generaba en nosotros mucho estrés, pues cada visita al médico estaba llena de esperanza, pues deseábamos escuchar que estábamos listos para que se diera el embarazo, sin embargo, no era así, por lo que el ánimo salía por los suelos y sin la menor ilusión de experimentar el embarazo, hasta que después de dos años nos dijeron que no podríamos concebir de manera natural.

Después de 4 años viendo médicos y siguiendo distintos tratamientos fue cuando nos propusieron la inseminación artificial. Para nosotros en un principio fue un golpe muy duro ver que nuestro peor temor se iba haciendo realidad. En segundo lugar, hacer este procedimiento del que no teníamos mucha idea, ni de todo lo que involucraba; hasta que llegué a la primera consulta para que me dieran los pormenores y detalles de todo lo que sería el proceso. Creo que ha sido uno de los peores días de mi vida, en cuanto a lo médico y al trato de parte de este, pues fue como si me hubieran quitado una venda de los ojos y ver la cruda realidad así tal cual, fría, desnuda, triste y sobre todo deshumanizada, sólo un número más en la estadística para ampliar y lograr otro producto más.

Escuchar de viva voz las esperanzas de las mujeres que esperaban su turno de pasar a la consulta para que se diera el milagro de la vida en ellas, y de otras que perdían esa esperanza al ser su tercer o cuarto intento y nada; aun así seguían intentándolo; veía con mucha tristeza un desgaste en ellas físico, emocional, económico y moral del cual ya ni ellas mismas percibían y que me dejaba sumida en una terrible duda sobre si valdría la pena pasar por toda aquella amarga experiencia.

Mi esposo y yo pedimos ayuda, hablamos con varios médicos, con un amigo que es sacerdote, leímos lo más que pudimos acerca de este procedimiento y al final e iluminados por el Espíritu Santo decidimos no seguir por este camino de la inseminación artificial. No queríamos caer en varias faltas morales, estábamos convencidos que había un mejor camino para nosotros.

Así que esta situación nos llevó a retomar con mucha más seriedad la plática que habíamos tenido acerca de la adopción y verlo ya como una posibilidad más viable y que nos daría oportunidad de ver por un ser indefenso y convertirnos en padres.

Por lo que platicamos con varias personas conocidas, allegadas a nosotros; nos hablaron de VIFAC (Vida y Familia) una institución que ayuda a mujeres embarazadas en desamparo y también ayuda a matrimonios a formar familias.

Nos decidimos a iniciar un proceso de adopción, llamamos a VIFAC para hacer una presolicitud, aún y cuando con todo lo experimentado anteriormente, la verdad nos sentíamos muy lastimados, con grandes inquietudes y sobre todo con muchos miedos.

Conocíamos muy poco acerca de la adopción y al mismo tiempo sabíamos que debíamos enfrentarnos a una gran cantidad de prejuicios; afortunadamente asumimos que era parte del proceso que debíamos de transitar, aunque venían a nuestra mente una gran cantidad de dudas: ¿Cómo y cuándo los niños tienen que saber que son adoptados?, ¿A qué edad?, ¿Qué hacer cuando pregunten por sus padres biológicos?, ¿cómo enfrentar todas estas preguntas y qué contestarles?, ¿cómo lo tomarán nuestras familias?, ¿los aceptarán de igual manera como si fueran nuestros hijos biológicos?, ¿A qué prejuicios nos enfrentaremos en sociedad? Y sobre todo ¿cómo será el comportamiento de los niños en el futuro?

Aunado a esas dudas también pensábamos que yo no podría experimentar los cambios metabólicos y físicos que experimentan las mujeres embarazadas que hacen que la mente se prepare, por decirlo teóricamente. Nuestros hijos llegarían así de repente sin este tiempo de preparación, ¿podría ser capaz de recibir a mis hijos por la vía de la adopción y tener esa misma conexión que las madres biológicas experimentan?

Afortunadamente todas las dudas a las que se enfrenta uno a lo largo del proceso se van dilucidando con la ayuda de la Institución. Todas estas dudas te asaltan en ocasiones con mucha fuerza y hasta cierto punto te hacen dudar si se tiene la capacidad necesaria para lograr llenar este título de Padres.

Favorablemente para las familias que transitan por un proceso de adopción a través de VIFAC existe un gran sentido humano; se cuenta además con la capacitación necesaria para ir poco a poco desvelando las telarañas de nuestra mente y ayudarnos como familias a aclarar las dudas con mucha paciencia, pedagogía, psicología y, sobre todo, un gran amor por esta forma de apostolado.

VIFAC realiza una labor titánica no sólo con los futuros padres sino también por todo lo que hace con las madres a las que brinda apoyo al no dejarlas solas y proporcionarles el amparo que necesitan, toda esta labor te va envolviendo y fortaleciendo.

No nos cabe ninguna duda de que Dios también nos permitió ser parte de este plan perfecto en esta otra forma de paternidad, de la cual también él nos hace partícipes como sus hijos adoptivos dándonos la fuerza necesaria para enfrentar nuestros propios prejuicios y los de los demás, dándonos la seguridad para hablarlo sin miedo y dejar a un lado este tabú mal encausado.

Son tantas cosas por las que debe de pasar una pareja al decidirse por la adopción como por ejemplo los prejuicios que pueda tener tu familia. En nuestro caso nuestros propios padres y hermanos que por ignorancia o por miedos trataban de desanimarnos o hacernos desistir de llegar al final. Sin embargo, el sobreponernos a estos obstáculos y luchar por lograr tener una familia con hijos a pesar de que no haya sido aprobado por alguno de los familiares, nos hizo experimentar la cercanía de Dios y su luz, la que fue iluminando cada etapa del proceso.

Al final lograr terminar el proceso de adopción se dio de manera rápida e inesperada pues, aunque dentro de las cosas y miedos a los que uno también se enfrenta están las condiciones de salud del hijo y el estar dispuestos a recibir y a formar nuestra familia con un pequeño con alguna discapacidad, no sabíamos bien qué es lo que Dios tenía para nosotros.

Teníamos muy claro que al estar embarazados hay posibilidades de alguna situación de malformación o discapacidad en el feto; que no hay manera de preverlo y al decir sí a la vida aceptamos cualquier situación que venga con nuestro hijo. Para nosotros el aborto nunca fue una opción, por el contrario, siempre pensamos en la esperanza y acogida en el amor, que aún y a pesar de las dificultades y posibles situaciones de salud que tuviera nuestro hijo, lo amaríamos así tal como nos hubiese sido dado.

Si lo teníamos claro para los hijos biológicos, así también por la vía de la adopción no tenía por qué haber diferencia. Por lo que, al preguntarnos como parte del proceso de adopción, si aceptaríamos recibir un pequeño con alguna discapacidad dijimos sí.

¿Qué tan abiertos están para recibir un niño con discapacidad?, en la entrevista con trabajo social nos volvieron a realizar la misma pregunta y nuestra respuesta fue la misma, la trabajadora social nos platicó que en ocasiones hay bebés que llegan con problemas de salud y nos platicó un poco al respecto; notamos que se sintió cómoda al platicarnos de estos bebés y le dio gusto nuestra respuesta.

Después de un año y medio del proceso de adopción, se llegó el día de la entrega de la carta de idoneidad, todo había transcurrido sin contratiempos, habíamos cumplido con todos los requisitos y aprobado todas las entrevistas. Ciertamente estábamos esperando que se cumpliera el proceso.

En las pláticas de preparación para la adopción algunos de los conferencistas nos comentaron que la llegada de un bebé en VIFAC se da de muy diferentes maneras y en muy diferentes momentos.

La entrega de la carta de idoneidad sólo es para hacer saber a las parejas que no hay nada que impida que puedan ser padres por adopción, regularmente después de la entrega de esta carta existe una espera de varios meses en lo que llega el bebé y es asignado a la familia. En caso de que haya comentarios y no se pueda dar por terminado este proceso se alienta a la pareja a realizar cambios en su vida, pueden ser desde situaciones materiales como adecuaciones en la casa y estilo de vida, así como apoyo de terapia psicológica, u otras adecuaciones que fortalezcan las áreas para que el pequeño llegue a un hogar en las mejores condiciones para su desarrollo integral. Una vez cumplidos estos requisitos se valora nuevamente a la pareja para ser sujetos de entrega de esta carta y ahora si esperar por el hijo que ha de venir.

Para nosotros fue toda una sorpresa recibir la noticia que además de la carta existía un niño esperando por nosotros. Realmente no lo esperábamos; fue un momento decisivo de esos que pocas veces habíamos experimentado. Todas las emociones se agolpan en tu mente, pero de igual manera existe algo dentro de ti que te empuja a decidir.

VIFAC fue muy claro con nosotros y nos advirtió de la situación de salud del pequeño de un año dos meses, abajo la describo, nos dio un tiempo a solas para poder reflexionarlo y por supuesto no teníamos nada que pensar, aceptábamos la vida, así como Dios ha sido grande con nosotros.

Cuando lo vimos nos llenamos de alegría, pero a la vez de inquietudes por todo lo que habría de venir, sin embargo, sabíamos que contábamos con la ayuda de Dios y que todas las cosas iban a ir tomando su lugar. Ese día nuestro coche no circulaba, como no sabíamos que ese mismo día se nos entregaría a nuestro hijo, tampoco había familiares para vivir la ceremonia de entrega, todo fue muy sencillo y creemos que Dios desde ese momento nos preparaba para contar con su gracia para sobre llevar la aventura que tenemos por delante.

Desde ese día Dios nos ha hecho padres de un pequeño con ciertos problemas físicos: una cardiopatía interventricular, además de un retraso en el desarrollo psicomotor, estrabismo, espasticidad y con unos diagnósticos poco favorables para lograr caminar, hablar y alcanzar la completa independencia.

Comenzamos junto con él una aventura un tanto dura y difícil; necesitaría de nosotros mucho amor, paciencia y compromiso además de un tratamiento que debíamos de seguir con entrega para trabajar por su salud y sacarlo adelante.

Su tratamiento consistía en: llevarlo al cardiólogo y a las terapias psicomotoras, además necesitábamos aprender de términos médicos, vivir de la noche a la mañana de una manera diferente y también aprender a vencer nuevos miedos, pues hasta cierto punto es normal sentirlos, pero no es válido darse por vencido antes de enfrentarlos; es necesario luchar junto con nuestro hijo, quien por su condición ya había sufrido 64 rechazos, y que ahora puedo decir sin dudarlo, que nos estaba esperando, porque éramos nosotros sus padres y él nuestro hijo muy amado.

Las terapias físicas consistían primeramente en llevarlo al CRIT (Centro de Rehabilitación Integral Teletón) 2 a 3 veces por semana. Como quedaba lejos de nuestro hogar había que ir con bastante tiempo de anticipación por lo que había que levantarnos temprano e invertir gran parte de nuestro día en estas visitas, gracias a Dios, respondió favorablemente a estas terapias. Más adelante iniciamos las terapias de lenguaje, y otras más relacionadas con la espasticidad, genética, etc. También teníamos que ir regularmente con el oftalmólogo y con el cardiólogo en el hospital infantil de México, obviamente el tema del corazón era detonante para la condición general de salud.

Una cosa que podemos recordar es que se adaptó más rápido a nosotros que nosotros con él; siempre fue un niño muy afable, cariñoso y alegre. A nosotros todavía como papás primerizos no nos salían las cosas tan fácilmente, estábamos un poco temerosos de no hacerlo bien y muy avocados a la tarea, pero él nos enseñó a no tomarnos las cosas tan apecho y a disfrutar la vida, que aún con las pruebas que habían de venir lo mejor es estar unidos y amarnos mucho. Eso sí lo intentábamos de la mejor manera.

En la familia, como es de imaginarse, había toda clase de comentarios. Aprendimos a darle importancia sólo a lo estrictamente necesario e incluir en la vida de nuestro hijo a su familia. Mis padres como todos grandes abuelos fueron y son de gran ayuda. No cabe duda de que el Señor suple todas las cosas. El amor de este hijo nuestro ha sido como un sol para toda la familia.

El camino no ha sido fácil, el soplo en el corazón no cerraba y para él ya todo era cuesta arriba porque su cuerpo no estaba recibiendo la oxigenación necesaria, era indispensable la operación. Después nos enteramos de que no se trataba de sólo un soplo sino de varios hoyos en el corazón, por lo que debía tener una cirugía a corazón abierto.

Nos platicaron de los riesgos e importancia de la operación, dado su condición cardiaca su pulmón no había trabajado en condiciones normales sino por debajo de lo esperado y darle de improviso el total de su capacidad podía llevarlo a colapsar. Por supuesto todas estas cosas nos ponían muy nerviosos y yo como mamá todo se lo transmitía a mi hijo; claro intentaba mostrar mucha calma y serenidad, pero por dentro me partía. Antes de la operación nuestro hijo estaba inquieto, pero gracias a Dios la operación fue un éxito y la evolución ha sido notable desde esa fecha. Las demás situaciones de salud las ha sabido sobrellevar y poco a poco seguimos apoyando su salud y todas las áreas de su vida. Vemos como todas las cosas van tomando su lugar y sabemos que la paternidad tiene sus retos y dificultades, seguimos confiando a Dios la vida de nuestro hijo y nuestra paternidad, porque nunca se deja de aprender y siempre vendrán nuevos retos.

Nuestro segundo hijo

Uno de los anhelos más grandes que teníamos desde nuestro noviazgo era tener varios hijos, así que la situación de enfermedad de nuestro primer hijo no podía ser una razón para cerrar nuestro corazón a la oportunidad de tener a nuestro segundo vástago.

Mi esposo y yo sabíamos en nuestro corazón que nuestra familia no estaba completa, por lo que decidimos que debíamos iniciar un nuevo proceso de adopción, sabíamos que llevaría el tiempo que necesitara llevarse, pero que estábamos abiertos a la vida.

Sabíamos que ampliar nuestro horizonte significaba multiplicar el amor que habíamos recibido, además, visualizábamos a nuestra familia como la comunidad en la cual nos servimos, apoyamos y aprendemos unos de otros. Para nuestro hijo mayor iba a ser la oportunidad de crecer como persona en muchos aspectos que como hijo único nos sería muy difícil enseñarle, por lo cual era necesario hacer los trámites tan pronto se pudiera para estar más capacitados en fuerza y paciencia para atender a nuestros hijos con vigor.

El proceso de adopción termina al emitirse el acta de nacimiento definitiva a los padres y después la Institución, en este caso VIFAC, verifica con reportes durante un año que todo está transitando con normalidad, estos reportes al inicio son mensuales y después son más espaciados, por lo que se debe esperar al menos un año para poder tomarte en cuenta para entrar en una lista de espera para la segunda vuelta.

Estuvimos en lista de espera por un año. Nuestro primer hijo estaba por cumplir 4 años cuando iniciamos formalmente el segundo proceso. Como todo proceso normal teníamos que atender la capacitación (curso de segunda vuelta) y los pasos normales de toda adopción: estudios de trabajo social, psicológicos, económicos, médicos, etc.

A medida que el tiempo fue pasando para poder cumplir con los trámites de esta segunda espera, me fue entrando una especie de temor, la situación médica de mi primer hijo había desgastado mis fuerzas. En la medida que su proceso médico fue avanzando positivamente y las terapias se pudieron ir espaciando, comenzamos como pareja a relajarnos, pero también pasé por un tiempo de mucha reflexión, me preguntaba si sería capaz de atender de la mejor manera a mis dos hijos. La etapa de pañales y biberones había pasado, mi hijo lograba tener cada vez más su grado normal de autosuficiencia y ya casi terminaba su etapa del jardín de niños. Me atemorizaba no ser capaz de atender a un bebé indefenso, pensaba también en las enfermedades. Creo que era lo más duro que pasaba por mi mente. Recibir otro bebé con necesidades de salud que atender, me angustiaba mucho.

Finalmente pudimos terminar todo nuestro trámite, ahora era tiempo de esperar por nuestra carta de idoneidad, los temores se acrecentaban en mi mente y en mi corazón.

Las cosas cambiaron un poco esta vez, el tiempo de espera fue un poco más largo y entre todas las actividades de nuestro primogénito no estábamos tan conscientes de la espera. La trabajadora social nos solicitó realizar algunos de los trámites nuevamente porque la entrega estaba cerca y algunas de las cosas se habían vencido, como la vigencia de los estudios médicos y de los antecedentes no penales, eso significaba que la entrega estaba por llegar. Recuerdo que en alguna de esas llamadas con la trabajadora social ella me cuestionó si verdaderamente queríamos recibir a nuestro hijo menor, incluso me pidió que lo revisara con mi esposo y que le hablara para confirmar.

Al tener esa plática con mi esposo pude sincerarme acerca de mis miedos e inquietudes, él fue muy amoroso conmigo, pero al mismo tiempo me hizo ver que muchos de los miedos e inquietudes que estaba experimentando eran infundados, que las cosas estaban mejor ahora, nuestro hijo mayor estaba prosperando en todos los aspectos y nuestras tareas ya no eran tan intensas como en ciertas temporadas de sus tratamientos.

Pude darme cuenta de que en el fondo de mis miedos también había inseguridad y una clase de egoísmo, por qué no decirlo, porque ahora estaba llegando a una cierta comodidad y me costaba abandonarla.

Esta plática con mi esposo fue reveladora y al mismo tiempo un parteaguas. Le pedimos a Dios que nos diera las fuerzas que necesitábamos y que Él me ayudara a dejarle esos miedos a sus pies y que me permitiera disfrutar y prepararme más para la llegada de nuestro segundo bebé. Una cosa que aprendimos es que nunca estás totalmente preparado, siempre la llegada del hijo es una sorpresa. De esa plática se quedaron muy grabadas en mi corazón las palabras de mi esposo: "Nunca habrá la condición perfecta".

Estábamos ya en la víspera de la Fiesta de San José, patrono de la paternidad y por consiguiente patrono de VIFAC, sabíamos que, en la misa que año con año la institución realiza en su honor, se hacen entregas de bebés a las familias que hayan concluido sus trámites, comencé a pensar que la espera estaba por terminar y así fue. Un día antes nos llamaron para avisarnos que sería durante la misa la entrega de nuestro hijo menor.

Otra vez la entrega de la carta de idoneidad se realizaba el mismo día de la entrega de nuestro hijo, pero ahora nos avisaban con un día de anticipación. Por teléfono nos hicieron un breve recuento de la salud de nuestro hijo: peso, fecha de nacimiento, pero no nos revelaron el sexo. Así que esa noche tuvimos que correr para conseguir los artículos que necesitaríamos para la ceremonia: mameluco, pañales, biberones. Teníamos una mezcla de sentimientos, nuevamente la inseguridad, los miedos se venían a mi mente, pero también una enorme alegría y la seguridad de que Dios no nos abandonaba y que esta prueba de su amor era indudablemente la prueba de que sería así a lo largo de la vida de nuestros hijos.

Nos citaron una hora antes para hacer la entrega de papeles y para conocer más detalladamente la historia clínica de nuestro hijo y para firmar la carta de idoneidad. El nerviosismo se hacía cada vez más intenso, no sabía si llorar o gritar. Iniciaba un nuevo reto que afrontábamos como familia. En torno a nosotros estaban nuestros padres y un pequeño grupo de amigos que con la rapidez de la noticia pudieron acompañarnos a la ceremonia. Era una parroquia hermosa, elegantemente preparada para la ocasión.

Después de una hermosa homilía el sacerdote llamó una a una a las parejas en el altar, recuerdo que fuimos los primeros en mencionar. La espera terminó; recibimos a nuestro hijo en los brazos un lindo y regordete varoncito de grandes y expresivos ojos. Ahí frente al altar le expresamos a Dios nuestro compromiso de cuidar y amar a nuestro hijo. Seguía pidiendo la ayuda a Dios y que me quitara ese temor que aún existía en mi corazón.

No quiero mentir, ahora que pienso en esos primeros días en los cuales recibimos a nuestro segundo bebé es necesario entender que cuesta la adaptación. Es una nueva persona que depende de ti, es necesario estar abiertos a donarte al bebé, a sus necesidades. Había que ejercitarse en nuevas tareas que no había experimentado con nuestro primogénito porque él llegó un poco mayor, así que se trataban de nuevas cosas, desde acoplarte a los horarios de alimentación, etc. Mi esposo me ayudó mucho en esa primera etapa y comenzamos a dividir tareas; su papá debía atender al mayor y romper los egoísmos, para donarnos a nuestra familia. Aunque difícil al principio pudimos sobrellevar estas nuevas tareas y horarios. Nuestro hijo menor era toda una revelación para su hermano, así que también él se integró en las tareas relacionadas al bebé, ambos eran un muy buen apoyo para mí.

A los seis meses de vida de nuestro pequeño, salimos a realizar unas compras, recuerdo que yo llevaba a mi hijo en un rebozo, para poder tomar a nuestro hijo mayor de la mano. Cuando regresamos a casa noté que el niño estaba muy inquieto, lloraba sin aparente razón, noté que no movía uno de sus bracitos y que lloraba si yo lo movía. Me llamó la atención así que llamé al pediatra.

Por cierto, tenía una semana que lo habíamos visitado para hacer el chequeo de rutina de ambos hijos, el me comentó que estaba bajito de peso, pero que sólo era necesario seguir con su alimentación, le pregunté si era necesario desparasitarlo, pero me dijo que no todavía.

Cuando hablé con el pediatra, me dijo que observara al bebé, que tomara su manita e hiciera algunos movimientos ya que era relativamente común que el bracito se moviera del hombro, así que esta clase de movimiento ayudaba a tomar su posición normal; que debía de escuchar como un clic, la verdad yo no escuchaba nada, solo el llanto del bebé que cada vez era más desconsolador. Así que el pediatra me dijo que era necesario sacar una radiografía para descartar una lesión de mayor gravedad.

Como el doctor ese día no estaría en su consultorio, decidí ir al Pediátrico de Salubridad que se encontraba cerca de mi casa. Al llegar ahí con el niño muy molesto, me hicieron llenar una serie de papelería para que lo pudieran atender, me di cuenta de inmediato que se estaba cuestionando el si yo había provocado la lesión. Varias veces y con diferentes personas se me cuestionó el cómo le había ocurrido lo que ellos pensaban era una fractura de brazo. La cosa se comenzó a poner muy complicada cuando vieron que el niño llegó por adopción, que todavía no teníamos acta de nacimiento, que lo notaron bajo de peso.

Nos dijeron que el niño se tenía que quedar en la institución en resguardo y que cuando llegaban niños con lesiones tenían que llamar a la autoridad. Me pidieron esperara porque se le haría una evaluación al menor para poder dar toda la información al Ministerio Público. Comenzaron a redactar una lista larga de condiciones del bebé: alopecia, bajo de peso, lesión en el brazo, parasitosis. Se levantó el acta, ahora había que ir a declarar a la delegación y Ministerio Público. Por supuesto me comenzó a dar miedo, porque me dijeron que no podía llevarme al bebé hasta tener una orden del Ministerio Público.

Por supuesto le hablé a mi esposo, hasta ahí pensábamos que era parte del protocolo. No sabíamos que las cosas podían escalar todavía más. Ambos, mi esposo y yo fuimos al Ministerio Público, hicimos nuestra declaración por separado, fue muy angustiante. Yo me sentía como una criminal por el trato que recibimos de las autoridades. Poco es lo que te dicen, sólo nos hicieron ver que no podríamos llevarnos a nuestro hijo a casa hasta que se acabaran las indagaciones y que sólo podríamos estar con él durante las horas de visita.

Toda esa semana, estuvo en el pediátrico y yo y mi esposo íbamos durante las horas que se nos habían asignado, pero yo veía que el niño había empeorado de salud, ahora no sólo se trataba de la lesión de su brazo sino además traía una diarrea espantosa, posiblemente había agarrado una bacteria del mismo hospital, bajaba cada vez más de peso, traía un catarro muy agudo, también lo achaco al frío del lugar. En fin, era una angustia tremenda dejarlo ahí por las noches.

Fue hasta la segunda semana de estancia en el pediátrico que el médico forense se presentó a revisarlo y evaluar el diagnóstico inicial. Por supuesto al verlo tan mal lo declaró maltrato infantil, nos dijo que era necesario que viéramos un abogado penalista. Las cosas cada día se ponían peor. Porque ahora se debía poner al niño bajo el resguardo en el DIF, porque para poder visitar al niño se debía solicitar el tiempo de convivencia al Ministerio Público.

Durante ese tiempo no habíamos querido avisar a VIFAC de lo que estábamos pasando, se nos hizo que podríamos hacerlo solos, total no teníamos ningún temor porque sabíamos que los cargos que nos imputaban eran infundados, pero después de esto llamamos a VIFAC a trabajo social y ellos nos contactaron con un abogado penalista que nos acompañó al Ministerio Público y que estaría con nosotros hasta terminar esta querella.

Fue casi un mes de alegatos y durante ese tiempo no se nos permitió visitar al bebé. Mientras tanto hablamos con nuestro pediatra para que otorgara un expediente acerca de la salud del bebé y de nuestro hijo mayor. En esas pláticas el pediatra recordó que uno de sus pacientes era el hijo de la Directora del DIF estatal, se ofreció a contactarnos con ella y fue a través de su intervención que nos permitieron agilizar el trámite indagatorio que redundaría en poder ver a nuestro hijo y finalmente tenerlo nuevamente en casa.

Efectivamente los trámites fueron más expeditos que antes; trabajo social nos visitó en nuestra casa, se hicieron los exámenes psicológicos y psicométricos, de donde se desprendió que no éramos una familia violenta ni que nuestros hijos hubieran sido violentados.

Había que buscar de acuerdo con el protocolo, opciones de allegados para que se encargaran de la tutela del menor hasta que se cerrara el caso, así como llenar oficios u cartas condicionales. Todo lo realizamos. Cuando entregamos todo esto en el Ministerio Público recibimos la grata sorpresa que habíamos logrado la convivencia por pernocta, lo que significaba que podíamos llevar a nuestro hijo a casa. Estaríamos un año en esta condición, durante ese año deberíamos seguir presentando pruebas, seguimientos terapéuticos, todo certificado por Notario Público.

Así que, con nuestro hijo en casa, realizamos nuevamente radiografías para poder corroborar el estado de salud de nuestro hijo, los resultados después de cotejarlo con varios especialistas fueron diferentes a los que el pediátrico había interpretado, estas pruebas fueron muy valiosas para nuestra causa. No se trataba de una fractura helicoidal de la clavícula, sino fractura de húmero, se llevaron las radiografías al Ministerio Público para la investigación, llevamos testigos y presentamos todas nuestras pruebas. Ahora había que esperar el veredicto.

Ya con nuestro bebé en casa debíamos realizar los trámites del acta de nacimiento, eso nos permitió completar expedientes.

Nuestro bebé regresó a casa desorientado, parecía que había olvidado su entorno y familia, lo veíamos huraño e inseguro, ya no sonreía como antes, parecía que todo era nuevo para él, pero en nosotros las cosas eran diferentes, el temor se había convertido en fuerza, la incertidumbre nos había madurado y el vínculo era aún más fuerte que el día que vimos sus ojitos por primera vez. Sabíamos que esta experiencia nos había marcado por completo y aunque todavía debíamos esperar un año para cerrar el caso, todo había valido la pena porque al fin nuestra familia estaba completa y más unida que nunca.

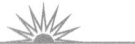

NUESTRO MEJOR SUEÑO SE HIZO REALIDAD. HISTORIA DE MAYTÉ

Cuando Margarita me invitó a participar en su libro, me emocionó tanto que no lo pensé mucho y con en conjunto con mi esposo decidimos que sí queríamos participar, porque de alguna manera quedaría plasmada la historia de mi pequeño Emi en un libro que muchos leerán y compartirán.

Después de 4 años de casados nos dimos a la tarea de cuestionarnos por qué no pasaba lo que se supone debería pasar en una pareja "normal", ¡embarazarnos!

Hicimos una gran cantidad de estudios con diferentes médicos, de un hospital a otro. Llegamos al hospital de especialidad, tras otra cantidad de estudios y tratamientos y por fin nos dieron el diagnóstico; supimos qué era lo que no permitía que sucediera eso que tanto deseábamos: una problemática con pocas o nulas posibilidades de un embarazo por la vía tradicional. Ahora, nos comunicaron, debíamos continuar por la vía de los avances en biotecnología y maternidad asistida.

La única opción que se presentaba para nosotros era realizar un embarazo por medio de la fecundación IN VITRO con un 30% de probabilidad de éxito. Según el diagnóstico, el tratamiento por seguir significaba continuar por un sendero muy frágil de posibilidades y más mecanizado que antes, desde mi forma muy personal de valorarlo. Mi esposo y yo lo platicamos para tomar una decisión final y fue allí donde nos dimos cuenta de que Dios tenía destinada otra opción para nosotros.

Era momento de voltear hacia otro lado; de salir de nosotros mismos; de nuestra frustración y sentimiento para abrir los ojos a otra posibilidad. También, ciertamente, desde mi interior había una barrera tanto física como emocional que me decía ya no más. Así fue como decidimos no someternos a más pruebas, ya habíamos hecho lo suficiente y necesario para que llegara el hijo biológico, pero ese no era el plan que Dios tenía para nosotros, Dios quería mostrarnos el camino de la adopción como parte del plan de amor para nuestra familia, el cual abrazábamos con fuerza y entusiasmo.

No mentiré, después de tomada la decisión pasamos por un tiempo de duelo, teníamos que digerir de alguna manera la esperanza perdida de poder concebir.

En este lapso pasaron 5 años más. Entre búsqueda de información, saber más del tema, dejar dormido el deseo de tener el hijo que tanto deseábamos, el trabajo, la familia, etc. Pasó el tiempo. Lo que tengo muy claro es que este tiempo de espera sirvió como preparación para la vida que teníamos por caminar y disfrutar al lado de nuestro hijo.

Recuerdo que por internet me dediqué a buscar y leer de algunas instituciones que se dedicaban a este tema de la adopción, una de ellas se encontraba en Guadalajara, que descartamos porque para nosotros era complicado viajar y la otra opción era VIFAC (Vida y Familia). Leí un poco de su historia y objetivos, cuál era su misión y me pareció muy loable, me entusiasmó poder contribuir a su hermosa labor, así que busqué el procedimiento que debía seguir para poder tener un primer contacto.

Finalmente decidí realizar la llamada a VIFAC para tener un lugar en la lista de espera, sabía que esta tarea me correspondía comenzarla a mí y así servir de apoyo a mi esposo para iniciar lo que habíamos estado pensando y postergando. Después de ese primer contacto con la Institución pasaron alrededor de cinco meses más para que tuviéramos una respuesta, y cuando al fin llegó, fue como abrir una puerta llena de expectación y de sorpresas.

Otro de los grandes momentos que guardamos en nuestro corazón fue cuando se lo platicamos a la familia. Todo el mundo se puso contento y nos apoyaron en nuestra decisión; esto nos fortaleció mucho como pareja, en nuestro deseo de tener hijos por la vía de la adopción y por supuesto en la espera que estaba por venir.

Debo retroceder un poco en el tiempo, para recordar que durante los más de 8 años que tuvimos de novios, mi esposo y yo tuvimos algunas pláticas sobre el tema de la adopción, nos cuestionábamos que haríamos en el caso de que no llegaran los hijos biológicos; le cuestioné en varias ocasiones si él tuviese problema alguno en pensar en adoptar y él siempre me decía que no lo tenía. Me afirmaba una y otra vez que estaría dispuesto, porque sería nuestra familia, parte de nosotros: Nuestro hijo.

Nunca imaginé que eso nos sucedería; no puedo decir que fue el destino, más bien el plan de Dios para nosotros aunado al gran deseo de tener una familia con hijos. Mi mente y mi corazón siempre me lo repetían, siempre tuve ese deseo enorme de ser madre, era la culminación del amor que sentíamos como pareja.

Así fue como en el 2010 iniciamos esta aventura que, a decir verdad, nunca nos imaginamos que sería un largo, pero maravilloso proceso. En él aprenderíamos en cada plática, en cada curso, en cada interacción con nuestro grupo de parejas que iniciaron el proceso al mismo tiempo que nosotros. Nuestro grupo 70, ése es el número que nos correspondía después de tantos matrimonios que ya habían pasado por el mismo proceso.

Cada día que pasaba, más fortalecíamos ese deseo y más comprendíamos cómo debíamos actuar ante lo que enfrentaríamos como familia, como sociedad, como padres. Disfrutamos mucho, nos unió más como pareja, pero lo más importante: Dios nos mostró que nuestra misión en esta vida Él la tenía planeada desde hacía tiempo, ¡Qué cierto es que nuestra vida está en sus manos!

Por fin en mayo del 2012 después de varios exámenes por acreditar: psicológicos, psicométricos, económicos, visita de trabajo social, etc. llega la decisión del comité de adopciones de la Institución. Es decir, nos habían citado para recibir la carta de idoneidad, o al menos eso era lo que esperábamos, pero la respuesta que nos dieron fue desalentadora ya que aún no éramos aptos; era necesario hacer algunos ajustes personales que debían ser comprobables antes de cumplir con todos los requisitos básicos e indispensables para recibir a nuestro hijo. Fue ahí en ese justo momento cuando vi por primera vez decepcionado a Alberto, con ganas de renunciar. Sin embargo, yo estaba muy entusiasmada porque sabía que era el último jalón, que lo más difícil ya lo habíamos logrado. Tenía la claridad suficiente para saber que este era el camino que nuestra familia debía de seguir. Ya habíamos pasado por tantas cosas que este pequeño retroceso no significaba nada ante la alegría que pronto llegaría.

Por fin en noviembre del mismo año entramos a una segunda revisión con el comité y las cosas dieron un giro a nuestro favor. Esta vez todo estaba listo, sólo debíamos esperar la tradicional llamada de la directora de la Institución: Marilú Vilchis, en la que comunica a los padres que su hijo ya nació y nos espera para recibirlo. Entonces con mucha emoción recibimos nuestra tan esperada carta de idoneidad, sabíamos que muy pronto nos avisarían que nuestro bebé ya había nacido, no importaba si sería príncipe o princesa, ya lo queríamos tener en nuestros brazos.

El día tan esperado llegó el 18 de diciembre a las 18:30 p.m. cuando de regreso del trabajo y a punto de llegar a casa recibí la llamada, era Marilú, inmediatamente le reconocí la voz, me hizo temblar. Aún recuerdo la pregunta que me hizo y que entre tartamudeos logré contestar (se trataba de una pregunta sobre el catecismo de la Iglesia Católica -todas las parejas están alertadas que es importante saber responder correctamente-). Puesto que logré pasar la última prueba, un minuto más tarde ya me daba las indicaciones para que al día siguiente acudiéramos por nuestro hermoso hijo. Me dijo dónde había nacido, su peso y su edad: dos tiernos meses.

Mi corazón estaba agitado, nunca había sentido tantas emociones al mismo tiempo. Por supuesto que después de la llamada vi a mi esposo en casa, nos abrazamos de la emoción, él también había recibido la llamada y la pregunta. Él igualmente estaba sorprendido y con una alegría tan grande en sus ojos. No cabíamos de la alegría, ¡La espera había terminado!

Llorábamos de emoción mientras le avisábamos a nuestras familias que el momento había llegado. No había tiempo para asimilar las cosas; ahora teníamos que ir corriendo por la ropa del bebé, porque, aunque su habitación estaba lista para recibirlo no tenía nada que vestir. ¡Sería una sorpresa saber su sexo!, así que debíamos comprar lo necesario: ropa, biberones, leche. ¡Al día siguiente por la mañana recibiríamos a nuestro bebé! Terminamos rendidos ese día.

19 de diciembre del 2012, el momento de conocer a nuestro hijo tan querido y esperado, tan planeado y tan deseado, había llegado. Por ser una mañana de entre semana no pudieron acompañarnos nuestros familiares y amigos, las únicas personas que presenciaron la entrega ese día fueron mi mamá y mi suegra. ¡Como siempre ellas al pie del cañón con sus hijos!

Una hermosa misa dio inicio como ofrenda para dar gracias a Dios y a la Virgen de Guadalupe por todas las bendiciones concedidas. Al terminar con unas hermosas palabras el padre y Marilú nos entregaban al ser más maravilloso que jamás hayan sentido mis brazos. Instantáneamente mi esposo y yo nos conectamos con el corazón de ese ser tan hermoso, pequeño e indefenso.

El instinto maternal brota por todo tu ser, como si realmente lo hubieses tenido en tu propio vientre. Jamás olvidaré esos bellos ojos grandes, con unas hermosas pestañas que me miraban con atención como si entendiera lo que estaba sucediendo.

Las emociones a flor de piel, llenos de lágrimas, nosotros como padres y las abuelas en primera fila le dábamos la bienvenida a mi hermoso Emi. Así entendí que los tiempos de Dios eran perfectos y llenos de sabiduría. La gente cercana a nosotros, la familia, los amigos estaban tan emocionados que todos querían conocerlo, todo era alegría.

Después de algunos meses me di cuenta de que había que renunciar a algunas cosas; que la llegada de un hijo implica cambios y sacrificios. Había cosas buenas que, aunque me proporcionaban bienestar personal como mi trabajo y residencia, no eran lo que necesitábamos como familia en ese momento. Después de meditarlo tanto, me cuestioné si en verdad quería estar así, ya con nuestro hijo y disfrutándolo poco, y además alejados de papá, que por cuestiones de distancia a su trabajo casi no estaba con nosotros. Definitivamente era tiempo de renunciar a esas dos cosas buenas e ir tras las cosas que eran mejores: dedicarme a estar con él (Emi), y así poder disfrutar cada instante de su vida y no perder ningún detalle; a estar como familia y juntos crecer y aprender, pero ahora como padre, madre e hijo. Hasta la fecha así ha sido Gracias a Dios.

Hoy a casi 6 años de ese momento tan hermoso e inexplicable estoy segura de que, si tuviéramos que repetir la historia, lo haríamos. Porque esta experiencia de ser padres de Emi jamás nos la perderíamos. No cambiaría por nada el amor, la alegría, las aventuras, las experiencias que hemos vivido junto a él. Al final todo, absolutamente todo ha valido la pena. Que el ser que más amamos nos diga todos los días te amo mamá, te amo papá y que con esos bracitos llenos de amor puro nos haga sentir en la luna: ¡No tiene precio!

Nuestro compromiso con él como padres es infinito. Algún día él entenderá a la perfección su historia, seguramente habrá dudas y cuestionamientos, pero aquí estaremos nosotros siempre a su lado con amor, firmes en la decisión de formar una familia, compromiso que hicimos desde novios, que aceptamos y que acrisolamos con su llegada. Estamos y estaremos siempre a su lado como familia para brindarle el apoyo que necesite.

Para finalizar, agradecemos infinitamente a Margarita por invitarnos a formar parte de este gran libro lleno de magia, experiencias y sobre todo lleno de amor. Esperamos que nuestra experiencia de adopción pueda ser ejemplo para otros matrimonios que en algún momento se sintieron vencidos porque creyeron que el ser padres era cuestión de una sola vía, y ante la tragedia de la infertilidad decidieron claudicar a su deseo de ser padres; hoy la adopción es una increíble y maravillosa respuesta a este anhelo de ser padres, que está ahí. Sólo es cuestión de decir sí a la vida.

REFERENCIAS

Ayala, J. M. (2011). *Alegrías y Gozos de los Padres Adoptivos.* México: Trillas.

Bebés y más. (17 de noviembre de 2018). Obtenido de https://www.bebesymas.com/lactancia/amamantar-a-un-bebe-adoptado-si-es-posible

Cabodevilla Eraso, I. (2006). Duelo en la adopción. *Micelánea Comilla. Vol. 64 no. 125*, págs. pp. 685-695.

Contreras, T. M. (mayo de 2013). *Universidad San Francisco de Quito.* Obtenido de Colegio de Comunicación y Artes Contemporáneas: http://repositorio.usfq.edu.ec/bitstream/23000/2179/1/106987.pdf

Fuentes, C. M. (11 de junio de 2018). *Catholic.net.* Obtenido de Catholic.net: http://es.catholic.net/op/articulos/4064/cat/275/que-es-el-amor.html

L.C., P. P. (12 de junio de 2018). *Catholic.net.* Obtenido de Consejos para proteger la familia: http://razonesvida.blogspot.com/2007/11/consejos-para-proteger-la-familia.html

México, L. d. (16 de noviembre de 2018). *La liga de la leche.* Obtenido de https://laligadelaleche.org.mx

Pérez Contreras, M. d. (agosto de 2004). *scielo.org. mx.* Obtenido de Boletin Mexicano de Derecho Comparado:

http://www.scielo.org.mx/scielo.php?pid=S0041-86332004000200008&script=sci_arttext&tlng=pt#r8

Rodríguez, G. (1 de enero de 2015). Obtenido de Ser familia por adopción: https://www.serfamiliaporadopcion.org/compartiendo/lecturas/articulos/7633-el-duelo-y-la-adopcion-gaudencio-rodriguez-juarez#.W1HdI9JKjIU

Titos, M. M., Morales, I., González, P., Moya , M., & Castillo, L. (2015). *Mariposas en el corazón. La adopción desde adentro.* Madrid: El Hilo Ediciones.

Toro, M. (19 de Octubre de 2012). *ABC del bebé.* Obtenido de ABC del bebé: http://www.abcdelbebe.com/bebe/0-6-meses/cuando-el-nino-es-adoptado-influye-mas-la-genetica-o-el-ambiente-11386

Valdés, V. (1 de abril de 2007). *Medicina Familiar.* Obtenido de http://medicinafamiliar.uc.cl/html/articulos/117.html

Villalta, C. (Diciembre de 2008). *Acta Académica.* Obtenido de https://www.aacademica.org/carla.villalta/6.pdf